伤科医疗宝鉴

——余子贞治伤经验

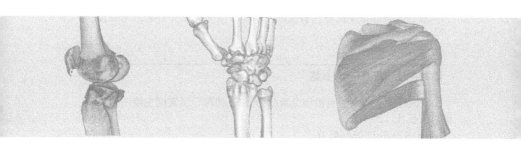

原　著　余子贞

主　编　樊天佑　邵　萍　吴文虎

U0228414

科学出版社

北　京

内 容 简 介

　　《伤科医疗宝鉴》是余子贞先生毕生伤科治疗经验的总结，成书于1958年，曾作为内部教学资料在上海卫生系统内部多次印刷和派发，为了更好地传承和发展余子贞先生的学术思想，编者在尊重原著的基础上重新整理此书，并融入现代医学的治疗方法和理念。全书分为上、下两篇，上篇为伤科总论，主要介绍脊柱与四肢关节的功能解剖、十二经络与气血理论、手法、伤科用药及伤科固定与器具等，同时也加入现代解剖学的相关内容。重点对余子贞先生的内服和外敷经验方剂做了详细地介绍。下篇为伤科各论，主要介绍了上肢骨折、下肢骨折、躯干骨骨折、关节脱位、劳损性疾病等，包括现代医学的处理方法和余子贞先生的经验。在每章后面作者以编后语形式分享了相关疾病的治疗体会。

　　本书适合临床中医骨伤科医师、中医学生及中医爱好者参考阅读。

图书在版编目（CIP）数据

　　伤科医疗宝鉴：余子贞治伤经验/樊天佑，邵萍，吴文虎主编. —北京：科学出版社，2020.4
　　ISBN 978-7-03-064646-0

　　Ⅰ.伤… Ⅱ.①樊… ②邵… ③吴… Ⅲ.中医伤科学－中医临床－经验－中国－现代 Ⅳ.R274

　　中国版本图书馆CIP数据核字（2020）第039469号

责任编辑：王海燕 / 责任校对：何艳萍
责任印制：李 彤 / 封面设计：吴朝洪

科 学 出 版 社 出版
北京东黄城根北街 16 号
邮政编码：100717
http://www.sciencep.com

北京建宏印刷有限公司 印刷
科学出版社发行　各地新华书店经销

*

2020 年 4 月第 一 版　开本：880×1230　1/32
2022 年 1 月第三次印刷　印张：6 7/8
字数：218 000

定价：59.00 元
（如有印装质量问题，我社负责调换）

《伤科医疗宝鉴——余子贞治伤经验》

编者名单

原　著　余子贞

主　编　樊天佑　邵　萍　吴文虎

顾　问　戴慈德　林其雄　劳继英　胡　栋　陈永强

副主编　邱卫东　戴琪萍　裘敏蕾　车　涛　郑　晓　施问民

编　委　（按姓氏笔画排序）

丁　超　王亚伦　王梦泽　车　涛　圣小平

朱海霞　汤　俊　孙　剑　杜　震　杜玲怡

李玉梅　李岩峰　吴文虎　邱卫东　余小鸣

忻志平　张　洁　张璟婷　陆　乐　陈　林

陈朝蔚　陈德塔　邵　萍　林在俊　林盛明

罗　蔚　郑　晓　饶　武　施问民　姜炳辰

顾晶亮　倪卫祖　高令军　曹　贺　梁仁根

谢晓亮　裘敏蕾　樊天佑　燕好军　戴琪萍

魏贤振

原著作者自序

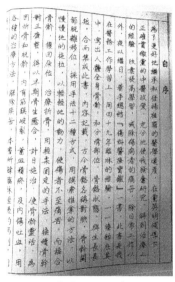

作者原序手稿

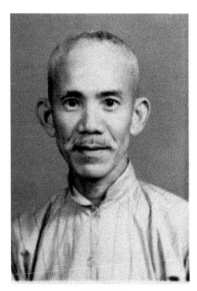

余子贞照

　　为了更好地继承和发扬祖国的医学遗产，在中国共产党英明领导下，正确贯彻党的中医政策，充分地使我发奋研究，得到治疗上的经验，欣意提高学习，减除病者的痛苦，除日常工作以外，夜以继日，着手总结《伤科医疗宝鉴》一书。此书记录了我在医务工作和学习的49年临床的经验，写出人体全身骨骼和分清部位，骨骼状态与生长长短，合而集成此书，内容记载古今骨骼名称对照，骨骼关节脱离移位，采用手法12种方式，用摸索推拿的方法，以慢慢地拖拉、轻轻地动力，使伤者不至痛苦，而接合骨骼，复回原位，治疗折骨，用轻柔固定的手法，接续骨干，对正齐整，得以早期骨生愈合，计日施治，使骨骼

i

灵活，为因折骨和脱臼，内有筋膜破裂，宿血积瘀及内伤吐血，用各种治疗方法，解除疾苦，本书所录临床经过的病例，内有十六个骨臼，每个骨臼，略举病例四名，或六名，或十名，共计七十四名，其例所举重伤及奇难的症，一一记载，选集其中，以资参考，因为手指、足趾虽小，仍有断折，髋骨臼与股骨头、肩胛臼与肱骨头，此两骨臼虽大，又有筋膜重重包裹，也常有脱离移位，譬如肘骨脱臼，上有波及肩骨脱臼，下有波及腕骨脱臼，唯有医务工作者，又是人民的劳动者之一，一心为工农兵及老幼人民服务，每怀护理伤病者的心，扶危救伤，解除伤者的痛苦，伤者骨折筋断，日夜痛哭，外无形见，有谁怜惜，向谁告诉，凭医务工作者得以诊断明确，有伤无伤，伤的要害，或伤轻微，一一分清，治疗之后，免遗残疾，是伟大的中国共产党教导我们医务工作者，为公无私的治疗职责，是以我总结成本书，毫无保留，所写临床的技术，与治疗的药物，我所知者，写行录出，详列其中，初写的稿本，由一九五九年，送中医医院，请求领导鉴定和推广，承领导鼓励和嘉许，再行继续始志，夜以继日，誊录第二稿本，曾于一九六一年三月，上呈国家转中医研究所审核，承批示如下："《伤科医疗宝鉴》阅读了一遍，是一本多年自己经验的记录，与总结性的写荐，有自己独到的手法，如颈项脱臼手术复位和髋骨脱臼手法，其次药物的膏丹丸散，也很宝贵，书中文字通顺，图文对照易于了解，这些都是好的地方。"改稿由卫生部转回上海市卫生局，经局审核，交中医医院处理，嗣后"文化大革命"将近开始，此书暂时未有处理，现今祖国社会主义建设，万业皆兴，劳动人民，诚心建设，与机械日为亲密，或有误伤，则访医必速，为医务工作者，立能为伤病者解除痛苦，但是伤科单位缺少，未能推广治疗，是以卫生局局长和各级领导，日夜思虑，忧民疾苦，将《伤科医疗宝鉴》书稿，交中医医院排印，医院转下科室，由科室择要印就，已成印本，将此书送给各单位，经己派完，余恐防未得继续供应，上报卫生部请求转回《伤科医疗宝鉴》原稿再印，俾得有所应酬，是共产党教导我们，祖国医学，有数千年的历史，诚心研究和学习，使我敢想、敢说、敢做，学习共产主义精神，救死扶伤，实行革命的人道主义，此书以前是得医院领导的栽培，以及卫生部同志的鼓励和赞助，使我一心一意，写成此书，而得到今日成果，此稿历在医务工作上，朝夕探索，深研其奥，免遗误笔，以俾后之学者，开卷了然，但我自愧才轻言拙，谨防谬误，又急速构成和大意草率，不够之处，在所难免，尚希各位同志随时指正，得以不断修改和逐步提高，使治伤之法，有多多辅助和改进。

余子贞

1982 年 10 月

原著绪言

好学近乎志，力行近乎仁，而积学渊深，博览岐黄，则为良医矣，有志者行医治病，日习有所裨益，做一日医生，长一日医理，当稽先进，心向先进，即求学于先进，贯通学理，研究精微，方能有传之于世，但医理学所无穷，虽下真心，仍似乎未入其门，今我们幸有党的栽培，得以研究妙理穷通，以救人民疾苦，疾苦尽除，恢复健康，俾得增加生产，以补助于利国利民的要旨，今余之拙著《伤科医疗宝鉴》，采用解剖学的骨件名称，以证明古圣中医发明妙理准确，医术优良，前圣创作，仁心仁术，无微不阐，无隐不彰，恣意极言，不遗余蕴。且余愚昧，安敢以述作为事，但每日所见所闻，受伤者痛苦，岂有不怜恤者乎，故立起救病之心，普及同道中人，而忘乎己之愚昧，奋发而作，谨录数万言，聊以成事，务求高明鉴别，以匡余之不妥。

前　言

余子贞（1896～1991年）先生，广东中山人，12岁随外祖父和舅父学医（内科和儿科），后又师从刘世传先生学习中医外伤科，成为广派伤科传人。余子贞先生22岁开业，30岁悬壶沪上，并任粤商医院内科、外伤科负责人。中华人民共和国成立后，历任上海市中医医院伤科负责人、主任医师、伤科顾问。1990年成为全国首批老中医药专家学术经验继承工作指导老师。余老博览岐黄、积学渊深，在数十年的临床实践中，吸取历代名家的独到经验，并结合自己的临床实践，形成了一套完整的骨伤科治疗方法，是独立于上海中医骨伤八大家之外的特色流派，所著《伤科医疗宝鉴》对骨伤治疗有重要的临床指导作用，是我院骨伤科发展的理论基础，是骨伤科学科的宝贵财富。为了更好地继承和发扬余子贞先生的学术思想，我们重新整理此书。

随着现代医学的迅速发展，骨伤科许多治疗方式已经发生了巨大的改变，无论诊之方法、治之精微都与过去不可同日而语，近代骨伤学科最伟大的成就是引入了现代医学科学成果，并与之结合。如今的骨伤学科已经不只是传统医学学科，而是集现代骨科和中医骨伤科为一体的临床学科，但仍有许多骨伤科医生并不习惯于骨伤学科的蜕变，有骨伤科之医者，泥古而不尚新，一味强调中医骨伤学科是一个独立的传统科学体系，排斥现代医学的科技成果。又有骨科之医者，尚新而不鉴古，片面强调传统医学的不足，不认同传统医学的优点。中医骨伤学科作为一门临床经验学科，有悠久的历史，其治疗理念、方法、用药等仍在广泛应用，并受到患者的欢迎，对现代骨伤科仍然具有重要的借鉴作用。

近年来，骨伤科的诊断和治疗手段已经发生了很大的变化，许多过去认为很优秀的治疗方法，正在被更好的治疗方法所替代。无良好的固定器具和方法为前辈所苦,而现代医学的发展,诸多治疗方法均已取得进步。目前,上海市中医医院骨伤科已经发展为以现代医学作为主要治疗手段的中西医结合临床学科,但在治疗过程中,仍然借鉴或参考传统医学的经验,广泛开展中西医结合治疗。因此,在整理余子贞先生经验时,一方面忠实余子贞先生的学术思想,许多表述也采用余子贞先生原作的表述方式,同时也并不一味强调其治疗方法,更重要的是介绍其治疗理念,并对部分内容做了必要的调整,同时结合临床应用的实践,把我们在临床工作中的应用体会和理解介绍给骨伤科同道,希望对有志从事中西医结合骨伤科者有所帮助。

我等不才,无论是对现代先进技术的认识,还是对余子贞先生学术思想的理解,都存在诸多不足,恳请同道斧正。

上海中医药大学附属上海市中医医院骨伤科主任
中华中医药学会骨伤分会委员　樊天佑
上海市中医药学会骨伤分会副主任委员

目　　录

上篇　伤科总论

下篇　伤科各论

上篇

伤科总论

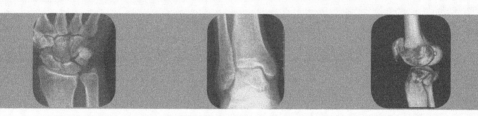

引　言

人们在生活过程中，难免受到各种损伤，如跌伤、外伤、车祸等，受伤后务求急速医治。作为骨伤科医生，在处理伤科急诊时，正确的诊断和处理尤为重要，直接影响患者的生命安全和功能恢复。余子贞先生特别强调：当我们在处理伤科患者时，首先是要详细检查，判断有无危及生命的内脏损伤，明确诊断，判定患者是皮毛伤、血脉受伤、肌肉损伤、筋伤还是骨骼损伤，审定五损而治之。治疗时，要选用正确的方法和器具，继承和发扬中医的传统优势，提高疗效。明确诊断、合理治疗，也是我们骨伤科医生必须遵守的基本法则。

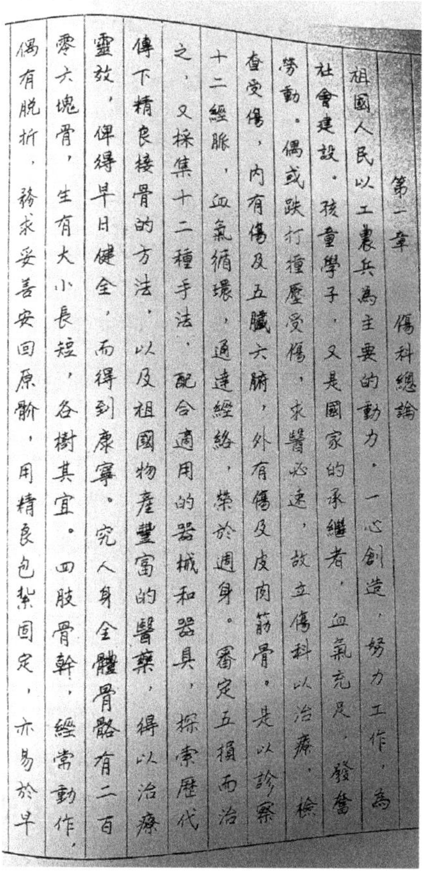
第一章　傷科總論
祖國人民以工農兵為主要的動力，一心創造，努力工作，為社會建設。孩童學子，又是國家的承繼者，血氣充足，發奮勞動。偶或跌打撞壓受傷，求醫必速，故立傷科以治療，檢查受傷，內有傷及五臟六腑，外有傷及皮肉筋骨，是以診察十二經脈，血氣循環，通達經絡，榮於周身。審定五損而治之，又採集十二種手法，配合適用的器械和器具，探索歷代傳下精良接骨的方法，以及祖國物產豐富的醫藥，得以治療靈效，俾得早日健全，而得到康寧。究人身全體骨骼有二百零六塊骨，生有大小長短，各樹其宜。四肢骨幹，經常動作，偶有脫折，務求妥善安回原骱，用精良包紮固定，亦易於早

图 1 《伤科医疗宝鉴》伤科总论手稿

余子贞先生手稿（图 1）载：“……偶或跌打撞压受伤，求医必速，故立伤科以治疗，检查受伤，内有伤及五脏六腑，外有伤及皮肉筋骨，是以诊察十二经脉，血气循环，通达经络，荣于周身。审定五损而治之，又采集十二种

手法，配合适用的器械和器具，探索历代传下精良接骨的方法，以及祖国物产丰富的医药，得以治疗灵效……"

骨与关节的解剖学是骨伤学的基础学科，只有明了骨与关节的解剖结构与功能，才能正确认识骨伤科疾病，在处理骨折与脱位时，方能将骨折与脱位之骨安放于原位，确保骨与关节的功能恢复。因此，余老在书中对骨骼的解剖和功能做了细致的描述。

祖国医学对循环系统和神经系统的认识完全基于十二经络，是有别于现代医学的特色体系。十二经络是脉络系统的主体，具有表里脉络相合，与相应的脏腑络属等主要特征，通过一定的规律相互连接而逐经相传，构成了一个周而复始、如环无端的传注系统。一旦受伤，伤处蓄瘀，阻塞经络，不得流通，则五脏六腑皆受其害，虽有良医，未达病所，也不能见效。治伤用药通达十二经络最为重要。

在伤科诊断方面，余子贞先生尊崇《难经·十四难》治损法则："损脉之为病奈何？然：一损损于皮毛，皮聚而毛落；二损损于血脉，血脉虚少，不能荣于五脏六腑；三损损于肌肉，肌肉消瘦，饮食不能为肌肤；四损损于筋，筋缓不能自收持；五损损于骨，骨痿不能起于床。"在伤科用药和治疗时，余老非常重视十二经络理论，因此本书也做必要的介绍。

治疗手法主张"重伤可轻治"，要求手法轻柔，粗暴不精安能不伤筋膜乎？接骨安骱，手法精良敏捷可保筋膜不致破裂，则骨易生而速愈。他总结了十二种治伤手法，强调慢慢牵引，以心灵手巧和婉转应用之妙，逐步摸索，不可乱搅。

治伤用药方面，余子贞先生熟读中医理论，注重气血调理，认为气血充足才能身体健康、筋骨强健，调理气血有利于创伤的修复。也就是说余子贞先生非常重视全身情况，只有全身情况良好，气血运行通畅，才有利于损伤的修复，他认为"调理内伤之症，务求气血流畅，循环不休，用药适宜，透达病所，方能万全"，虽然当时就血液循环和血液供应对创伤修复的影响不如现今深入，但对中医药的应用仍具有重要的指导意义。他还认为"损伤除骨折脱骱外，内脏有所受伤，而败血留内，甚至瘀血不散，或结块不消，久积作恶，变化而生痰，痰生风，风生火，火生湿，湿聚作恶而为痛，故名恶血，恶血之痛，病名痰湿，又名风湿症，其痛不分在何经何络，何脏、何处，皆可发痛，但筋骨肌肉有所受伤，其伤瘀毒，必随经络血脉而行，故血专以肝为主，盖肝者主血也，故败血凝滞之处，流出恶露，从此所属，顺序相传，必归于肝，肝受毒而感觉性甚远，其痛多在胁肋和小腹之间，皆从血气的道路而传之于肝也"。"上古之治伤者，专从血论，以伸明之，是得到正确的诊断，从正确的方法中治疗内伤而已"，所以余子贞先生治伤时，主张从肝论治，用药以去瘀、养血、疏肝理气为主。包扎固定主张先敷药消肿，固定可靠，固定时使用自制固定器具。

上篇将从脊柱与四肢关节的功能解剖、十二经络与气血理论、手法、伤科用药、伤科固定与器具方面全面阐述余子贞先生的治伤思想。

余子贞先生手稿载："人之所以生长长寿者，皆赖乎于血气，气血充足，则身体康健，气力精强，筋骨坚固，关节灵活，则能任劳动作，而创造万物者也"（图2）。

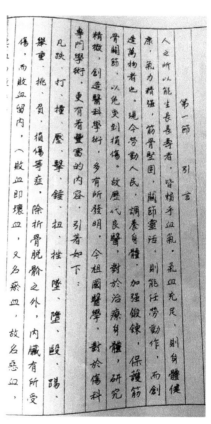

图2　《伤科医疗宝鉴》引言手稿

参 考 文 献

[1] 战国·秦越人. 难经. 北京：人民卫生出版社，2013.

[2] 明·韩懋. 韩氏医通. 北京：人民卫生出版社，1989.

[3] 明·徐彦纯.玉机微义.北京：中国医药科技出版社,2011.

[4] 唐·王冰.黄帝内经.北京：中医古籍出版社,2003.

[5] 明·陆师道.正体类要·序.北京：人民卫生出版社,2006.

[6] 汉·张仲景.伤寒论.北京：人民卫生出版社,2005.

[7] 晋·葛洪.抱朴子.上海：上海古籍出版社,2018.

第1章 脊柱与四肢关节的功能解剖

第一节 肩关节解剖

肩关节（shoulder joint）作为人体活动度最大的球窝关节，主体由胸锁关节（sternoclavicular joint）、肩锁关节（acromioclavicular joint）、肩胛胸壁关节（scapulothoracic joint）和盂肱关节（glenohumeral joint）构成，具有前屈、后伸、外展、外旋、内收、内旋、环转等运动功能。肩胛骨关节盂较为浅小（仅包裹肱骨头的 1/4 ～ 1/3），加上丰厚的肌肉包裹，使肩关节复合体在不同的关节及肌肉群的配合下可以完成灵活而多样的动作。而松弛的关节囊和较大的盂肱面积差也注定肩关节是全身大关节中最不稳定的关节。肩部运动是各关节的协调运动，任何关节受伤都将不同程度影响肩关节的活动功能（图 1-1）。

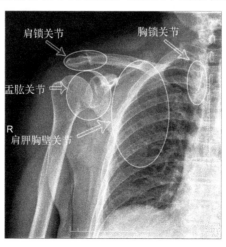

图 1-1 右肩关节复合体

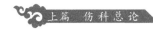

一、肩部组成

胸骨包括胸骨柄、胸骨体和剑突，胸骨柄拥有一对椭圆状的锁骨面，和锁骨一起形成关节。

锁骨（clavicle）是连接肩胛骨和胸骨的"S"形长骨，横架于胸廓前上方，位于皮下。其外侧端（肩峰端）在椭圆形的肩峰面处与肩胛骨连成肩锁关节，内侧端与胸骨连接形成胸锁关节，内侧肋骨面与第 1 肋骨连接。锁骨作为中轴骨骼与上肢骨之间的连接骨，起到撑杆的作用。

由于锁骨背侧及前侧的软组织表浅，锁骨成为人体最容易发生骨折的长骨之一，其中外 1/3 交界处最易发生骨折。直接暴力（前方撞击、肩部摔伤）和间接暴力（剪切暴力、扭转暴力）均可造成锁骨骨折。

肩胛骨（scapula）是位于胸廓后面的不规则三角形扁骨，其外侧角可见卵圆形的关节盂。肩胛骨的外观可分为两面（肋面、背面）、三缘（上缘、内侧缘、外侧缘）、三角（上角、外侧角、内侧角）、二峰（肩峰、喙突）。肩胛骨的肋侧面（前面）与肱骨头相关节，与胸廓相对，向背侧形成一浅窝，称为肩胛下窝。肩胛骨的背侧面被凸起的肩胛冈分为冈上窝及冈下窝，高度由内而外逐渐升高直至肩峰处。肩胛骨的外侧为卵圆形凹陷的关节盂，上下两端分别有盂上结节与盂下结节，为肱二头肌长头腱与肱三头肌肌腱的附着点。前方的骨性凸起称为喙突，由肩胛颈而出，向前与锁骨的外侧段相连，喙突由前方遮挡肱骨头，为肌肉及韧带提供了稳定的附着点。

丰富的肌肉附着维持了肩胛骨的稳定并增大了盂肱关节的活动度；肩峰作为肩穹窿的主要组成部分，从后上方保护了肱骨头；喙突前内侧从前方保护了肱骨头。

肱骨是位于上臂，具有一体两端的长管状骨，1970 年 Neer 与 Coldman 将肱骨近端（proximal humerus）分成肱骨头、大结节、小结节、肱骨干四个部分。肱骨头是肱骨近端的半球形凸起，其椭圆形的关节面与关节盂构成盂肱关节。肱骨头向内侧及上方倾斜，形成约 30° 的后倾角,与肱骨干形成135°的颈干角。肱骨头的后倾角及颈干角将肱骨头对准关节窝,提高了盂肱关节对于强大扭曲应力的耐受性(图1-2)。

二、肩关节周围结缔组织及韧带

(一)肩关节囊

关节由一个纤维囊围绕,其将内关节腔与周围大多数组织独立开来。该纤维囊连接着关节窝的边缘,并延伸到肱骨的解剖颈。关节囊的内壁有滑膜。该滑膜的延伸部分覆盖在肱二头肌长头肌腱的囊内部分。该滑膜继续围绕肱二头肌肌腱,从关节囊伸出来,向下延伸到肱骨结节(即肱二头肌的)间沟中。盂肱关节囊内潜在空间容积约是肱骨头大小的2倍,为关节提供了较大的灵活性(图1-3)。

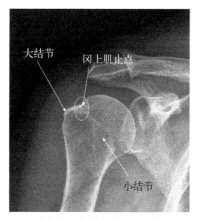

图1-2 肩关节的正面观

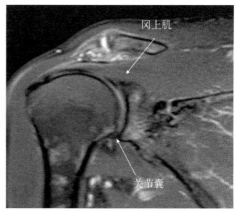

图1-3 右盂肱关节 MR 冠状面

(二)关节周围韧带

1. 囊韧带 关节囊前壁与下壁的外层由结缔组织,即盂肱韧带加厚与加强。韧带中的大部分纤维连接到肱骨上,通过并加固囊壁,囊韧带还帮助维持盂肱关节的稳定,主要有上、中、下盂肱韧带,以及喙肱韧带(图1-4)。

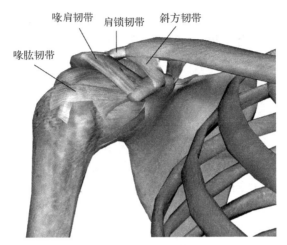

喙肩韧带　　肩锁韧带　　斜方韧带

喙肱韧带

图 1-4　右盂肱关节韧带前面观

2. 肩锁关节周围韧带　肩锁关节由关节囊围绕，该关节囊由肩锁韧带加固（图 1-4）。喙锁韧带使肩锁关节更具稳定性，由斜方韧带与锥状韧带两部分组成。喙肩韧带连接喙突与肩峰。

三、关节运动学

肩关节复合体是由胸锁关节、肩锁关节、肩胛胸壁关节及盂肱关节组成。肩关节复合体是一系列纽带，它们互相配合来实现上肢活动范围的最大化。

胸锁关节作为整个上肢的基点，它连接着上肢骨骼和中轴骨。其稳定性最主要的原因是周围被结缔组织关节囊包裹，锁骨骨折时的强大暴力有时候会导致胸锁关节脱位。

肩锁关节是锁骨外侧头与肩胛骨肩峰之间的关节。大多数肩锁关节中都有一个关节盘。该关节是个滑动关节或平面关节，由关节囊围绕，喙锁韧带使肩锁关节更具稳定性。由于肩锁关节是倾斜的，并且很容易受到外加的剪切力，因此容易脱位。如一个人跌倒并意外将肩末端撞在地上，地面作用力可能会导致肩峰内侧与稳固锁骨的倾斜关节面发生脱位。

肩胛胸壁关节是个"假关节"，是肩胛骨与胸廓后壁之间的一个连接点。这两个面不直接接触，它们由肌肉分隔开。肩胛胸壁关节处的运动是肩关节运动功能学的重要因素。肩部活动范围在一定程度上是由肩胛胸壁关节的最大运动范围所决定的。在肩外展 180°，肩胛胸壁关节参与约 1/3 的活动度。

盂肱关节是肱骨头与肩胛骨关节盂形成的球窝关节，由于其活动性大，稳定性差，因此外面有纤维囊围绕，囊外韧带加固，由肱二头肌肌腱长头及肩袖肌群（肩胛下肌、冈下肌、冈上肌和小圆肌）提供稳定性。

盂肱关节可视为一个万向关节,会产生三维运动，主要有前屈、后伸、外展、内收、内旋和外旋，通常还界定了第四种活动，即水平屈、水平伸。外展的关节运动涉及肱骨头的向上滚动与同时向下滑动（图 1-5），内收的关节运动特征与外展的关节运动相似，但方向相反。在外展时，如果没有同时发生充分的向下滑动，肱骨头的向上滑动最终会导致肱骨头对喙肩弓产生撞击，这种情况将导致冈上肌肌腱与肱骨头和喙肩弓之间的撞击，这种撞击会阻碍进一步的外展（图 1-5）。久而久之，这种重复的撞击可能会导致肩部的疼痛，即出现肩峰下撞击综合征。

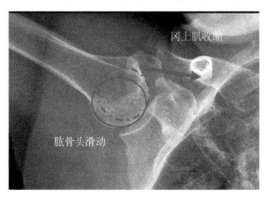

图 1-5　主动外展时，右盂肱关节的关节运动学特征

如图所示，冈上肌收缩导致肱骨头向上滚动，拉紧的下囊韧带像吊床一样支撑着肱骨头。注意：由于来自相连的收缩冈上肌的拉力，上囊韧带仍然相对绷紧，拉紧的组织如长箭头所示

四、肩部周围肌群

肩关节的正常活动与稳定既受软组织平衡调节，也受骨性结构平衡调节。软组织结构包括静力性结构和动力性结构，静力性结构主要指盂唇 - 韧带 - 关节囊 - 复合体，而动力性结构主要是肩袖，肩袖是肩关节周围 4 块肌肉（冈上肌、冈下肌、肩胛下肌、小圆肌）的肌腱共同形成的，位于喙肩弓和肱骨头之间（图 1-6、图 1-7）。

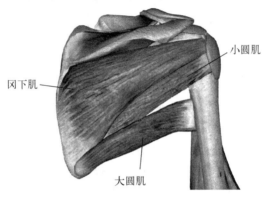

小圆肌

冈下肌

大圆肌

图 1-6　右肩的后面观

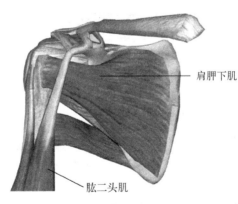

肩胛下肌

肱二头肌

图 1-7　右肩的前面观

肩肌位于肩关节周围，均起自上肢带骨，跨越肩关节，止于肱骨的上端，有稳定和运动肩关节的作用。肩肌包括以下肌肉。

1. 三角肌　位于肩部，因其外观呈三角形而得名。三角肌起自锁骨的外侧段、肩峰和肩胛冈，肌束逐渐向外下方集中，止于肱骨三角肌粗隆。肱骨上端由于三角肌的覆盖，肩关节呈圆隆形。其作用是使肩关节外展，其前部肌纤维收缩可使肩关节前屈并略旋内；后部肌纤维收缩可使肩关节后伸并略旋外，如肩关节向下脱位或三角肌瘫痪萎缩，则可形成"方形肩"体征。

2. 冈上肌　位于斜方肌的深面。冈上肌起自冈上窝，肌束向外，经肩峰深面，跨过肩关节之上，止于肱骨大结节上部。冈上肌的收缩可使肩关节完成外展动作，故此肌损伤或有炎症时，上臂外展可使肩部有明显疼痛感。

3. 冈下肌　大部分被斜方肌与三角肌遮盖。冈下肌起自冈下窝的骨面，肌束向外跨过肩关节后方，止于肱骨大结节中部。冈下肌收缩可使肩关节完成外旋动作。

4. 小圆肌　位于冈下肌的下方。小圆肌起自肩胛骨外侧缘后面，肌束斜向外上，跨过肩关节后方，止于肱骨大结节的下部。小圆肌与冈下肌共同参与肩关节外旋运动。

5. 大圆肌　位于小圆肌下方。大圆肌起自肩胛骨外侧缘和下角，肌束向上外，绕到肱骨之前，止于肱骨小结节嵴。大圆肌收缩可使肩关节完成后伸、内收及内旋动作。

6. 肩胛下肌　位于肩胛前面。肩胛下肌起自肩胛下窝，肌束向上外，经肩关节的前方，止于肱骨小结节。其收缩可与大圆肌共同完成肩关节内收及内旋动作。

其中，肩胛下肌、冈上肌、冈下肌和小圆肌在经过肩关节的前方、上方和后方时，与关节囊紧贴，且有许多肌腱纤维编织入关节囊壁，共同组成肩袖组织。所以这些肌肉的配合收缩，对稳定肩关节起着重要的作用。三角肌和冈上肌可使关节外展。三角肌前部肌束、大圆肌和肩胛下肌可使肩关节内收和旋内。三角肌后部肌束、冈下肌和小圆肌可使肩关节旋外。此外，三角肌后部肌束还可使肩关节后伸，前部肌束可使其前屈。

7. 臂肌　肩关节臂肌肌群附着于肱骨周围，可分前群、后群。前群为屈肌群，位于肱骨前方，有浅层的肱二头肌、上方的喙突肌和下方深层的肱肌。后群为伸肌群，主要为肱三头肌。

8. **肱二头肌**　位于上臂前部，呈梭形。肱二头肌起端分为长头、短头。长头起自肩胛骨关节盂的上方，通过肩关节囊，经大、小结节之间下降；短头位于内侧，起自肩胛骨喙突，两头会合成一肌腹，向下延续为肌腱，经肘关节前方，止于桡骨粗隆。另从腱上分出腱膜，向内下越过肘窝，移行于前臂筋膜。此肌肌腹的内、外侧各有一沟，分别称为肱二头肌内侧沟和肱二头肌外侧沟。肱二头肌的主要作用为完成屈肘动作。此外，肱二头肌长头可协助屈肩关节使已旋前的前臂完成旋后动作。

9. **肱三头肌**　位于后臂，近端腱体可分为长头、内侧头和外侧头。肱三头肌长头起自肩胛骨关节盂的下方；外侧头起自肱骨后面桡神经沟的外上方；内侧头起自桡神经沟的内下方，三头合为一个肌腹，以扁腱止于尺骨鹰嘴。肱三头肌的作用主要为完成伸肘动作，其长头尚可使前臂后伸。

第二节　肘关节解剖

一、肘部组成

1. **肱骨**　肱骨的内、外上髁分别为前臂的屈肌和伸肌的附着处，故又称屈肌上髁和伸肌上髁。肱骨内、外上髁位于上臂远端的两侧，极易触及（图1-8）。

2. **尺骨**　尺骨的鹰嘴为前臂的近侧端，若屈肘并将肘部置于桌面，则鹰嘴置于桌面上。沿鹰嘴向远侧可触及尺骨后缘的全长直到尺骨茎突。在鹰嘴和内上髁之间有一沟，沟内可触及条索状的尺神经。

二、肘关节

肘关节由肱尺关节、肱桡关节与桡尺近侧关节组成，属于屈戍关节。

1. **肱尺关节**　由肱骨滑车与尺骨滑车切迹构成，属滑车关节，可绕额状轴做屈伸运动。

2.肱桡关节　由肱骨小头与桡骨头关节凹构成，属球窝关节，可做屈伸运动和回旋运动。因受肱尺关节的制约，其外展、内收运动不能进行。

3.桡尺近侧关节　由桡骨环状关节面与尺骨的桡切迹构成，为圆柱形关节，只能做内旋、外旋运动（图 1-8）。

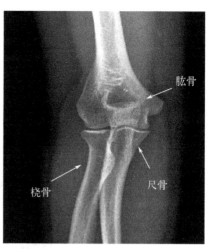

肱骨

桡骨

尺骨

图 1-8　肘与前臂复合体的关节

三、肘关节周围囊韧带

1.肘关节囊　将肱尺关节、肱桡关节及桡尺近端关节包围起来。围绕这些关节的关节囊非常薄，并且在前端用倾斜的纤维组织束缚加固（图 1-9、图 1-10）。

2.肘关节韧带

（1）内侧副韧带：前束起于肱骨内侧髁的前下方，止于尺骨冠突内侧的小结节，略呈扇形；前束的纤维在从起点到止点的走行过程中，深层纤维和浅层纤维相互编织；后束起于肱骨内侧髁的内下方，止于尺骨鹰嘴内侧的骨面，其纤维呈扇形排列；斜束为一紧贴骨面的纤维束，连接前束和后束在尺骨上的止点。

（2）外侧副韧带：起于肱骨外侧髁的外下方，其纤维部分止于桡骨环状韧带，部分止于尺骨冠突的外下方。

（3）桡骨环状韧带：起止点均在尺骨冠突的下方。

四、肘关节运动学

肱尺关节、肱桡关节和桡尺近侧关节三个单关节被包在一个关节囊内，形成一个关节腔，因而构成了一个复合关节。无论从结构上，还是从功能上讲，肱尺关节都是肘关节的主导关节。

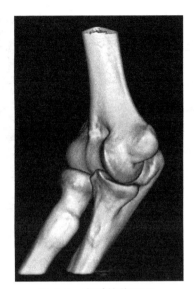
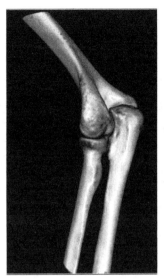

图 1-9　右肘的前面观　　　图 1-10　肘关节侧面观

肘关节的主要运动形式是屈伸运动，其次是桡尺近侧关节与桡尺远侧关节联合运动，完成前臂的旋内、旋外运动。旋前活动范围为 0°～75°，旋后活动范围为 0°～85°，肘关节的屈、伸幅度，平均为 135°～140°。

五、肘关节肌肉

（一）肘屈肌

肱二头肌、肱肌、肱桡肌与旋前圆肌是主要的肘屈肌。

1. **肱二头肌**　位于上臂前面皮下，分长、短两头。长头起于肩胛骨的盂上粗隆，短头起于肩胛骨喙突，两者都止于桡骨粗隆和前臂筋膜。其功能为当近固定收缩时，其使上臂在肩关节处屈曲，前臂在肘关节处屈曲并旋后；当远固定收缩时，其使上臂向前臂靠拢。

2. **肱肌**　位于肱二头肌深面。其起自肱骨前面下半部，止于尺骨粗隆。其功能为当近端固定收缩时，其使前臂屈曲；当远端固定收缩时，其使上臂在肘关节处屈曲。

3. **肱桡肌**　位于前臂外侧正中皮下。其起自肱骨外上髁上方，止于桡骨茎突。其功能为使前臂旋转及屈肘。

4. **旋前圆肌**　位于前臂前面上部皮下。起于肱骨内上髁,止于桡骨体中部外侧。其功能为除屈肘作用外,当近端固定时,其能使前臂旋前。采用负重弯举、引体向上练习可发展屈肘肌的力量;采用后压臂等练习可发展其伸展性。

(二) 肘伸肌

主要的肘伸肌是肱三头肌与肘肌。

1. **肱三头肌**　位于上臂后面皮下,分长头、内侧头和外侧头。长头起于肩胛骨盂下粗隆,外侧头起于肱骨体外上部,内侧头起于肱骨体内下部。三头合为一腱止于尺骨粗隆。其功能为当近端固定收缩时,使前臂于肘关节处伸展,长头使上臂在肩关节处伸展;当远端固定收缩时,使上臂在肘关节处伸展。

2. **肘肌**　是跨越肘后侧的一块三角形肌肉。该肌肉位于肱骨外上髁与近端尺骨后侧的一个带状结构之间。与肱三头肌相比,肘肌的横截面积相对较小,但是它仍然保持横跨肱尺关节的纵向稳定性和内外稳定性。这种稳定性有利于肘关节伸展、旋前和旋后。

(三) 旋后肌

主要的旋后肌包括旋后肌与肱二头肌。

1. **旋后肌**　起于肱骨外上髁和尺骨上部背面,止于桡骨背面上 1/3 处。

2. **肱二头肌**　是前臂的一块强大的旋后肌。当肘屈曲至约 90° 时,作为一块旋后肌,肱二头肌的作用是最强大的。

(四) 旋前肌

旋前的主要肌肉是旋前方肌与旋前圆肌。桡侧腕屈肌与掌长肌是次要旋前肌,它们连接于肱骨的内上髁。

1. **旋前方肌**　位于前臂前侧的远端末梢,在所有腕屈肌与外在指屈肌的深处。这块平坦的四边形肌肉连接在尺骨与桡骨远端 1/4 处的前侧表面之间。旋前方肌是最活跃且被持续使用最多的旋前肌。

2. **旋前圆肌**　有肱头和尺头两个头。正中神经从这两个头中间穿过,因此这里可能会产生神经压迫。旋前圆肌充当主要的前臂旋前肌及肘屈肌。

第三节 腕关节的功能解剖

腕部包括 8 块腕骨，它们作为一个整体充当前臂和手之间的功能性"垫片"。除了许多小的腕骨间关节外，腕还包括两个主要的关节，即桡腕关节和腕骨间关节。桡腕关节位于桡骨远端与近排腕骨之间。位于该关节远端的是腕骨间关节，它将近排的和远排的腕骨连接在一起。这两个关节允许腕部弯曲和伸展，还允许腕部在外展和内收运动中从一侧移动到另一侧。附近的桡尺远端关节由于其在旋前和旋后中的作用而被认为是前臂复合体而非腕部的一部分。

一、腕组成

（一）前臂远端

桡骨远端的背侧面有几个凹陷和突起的区域，有助于引导或稳定向腕部和手部延伸的肌腱(图 1-11、图 1-12)。例如，可触知的背侧结节(李斯特结节)将桡侧腕短伸肌的肌腱与拇长伸肌的肌腱分离。桡骨远端的掌侧面是腕关节囊和很厚的桡腕掌侧韧带的近端附着点。桡骨的茎突在远端从桡骨的侧面延伸出来。尺骨茎突在远端从尺骨远端的后内侧角延伸出来。桡骨的远端关节面在内侧—外侧和前侧—后侧方向上都是一个凹。腕部的舟骨和月骨在凹口的关节软骨中形成小平面。

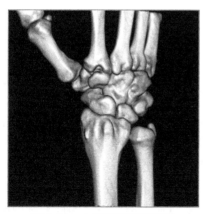

图 1-11 右腕骨骼的背视图

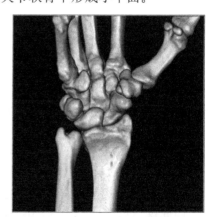

图 1-12 右腕骨骼的掌面

桡骨的远端有两个具有生物力学重要性的结构。首先，桡骨远端朝着尺骨（内侧）方向成25°倾斜（图1-13）。桡骨的倾斜使腕与手向尺侧内收的距离比向桡侧外展的距离更远。其次，桡骨的远端关节面朝着手掌的方向成10°。这种掌倾斜在一定程度上解释了腕部弯曲量比伸展量大的原因。

（二）腕骨

从桡骨（外侧）向尺骨的方向，近排腕骨包括舟状骨、月骨、三角骨与豌豆骨。远排腕骨包括大多角骨、小多角骨、头状骨与钩骨（图1-14）。

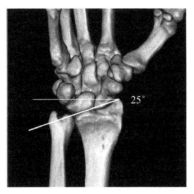

图 1-13　桡骨远端前正面观

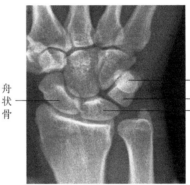

舟状骨
豌豆骨
三角骨
月骨

图 1-14　近排腕骨的组成

1. **舟状骨**　是因其形似小船而得名的。大部分"船体"或"船底"位于桡骨；"船"的载物区由头状骨的头填充。舟状骨与四块腕骨及桡骨相接触。

2. **月骨**　是近排腕骨中央的一块骨头，它楔入舟状骨与三角骨之间。月骨在本质上是腕骨中最不稳定的一块骨，这在一定程度上是由其形状造成的，但主要是因为它缺少在相对稳固的头状骨上的稳固附着点。与舟状骨相似，月骨的近端表面是凸形的，楔入桡骨上的凹面中。月骨的远端表面是很深的凹面，使该骨骼呈现新月状的外形。该关节接纳两个凸面：头状骨的内侧1/2及钩骨的顶端。

3. **三角骨**　占据着腕部的大部分尺骨位置，它位于月骨的内侧。

它易于触知，位于尺骨茎突的远端，尤其是与腕部呈放射状偏移。三角骨的外侧面长且平坦，与钩骨上一个形状类似的面存在关节连接。三角骨仅次于舟状骨和月骨，是腕骨中第三块最易骨折的骨头。

4. 豌豆骨　形状像豌豆，它与三角骨的掌面连接在一起。豌豆骨易于活动与触及。它嵌入尺侧腕屈肌的肌腱，因此具备籽骨的特征。此外，它还是小指展肌、腕横韧带和其他几条韧带的附着点。

（三）头状骨

在所有的腕骨中，头状骨是最大的一块，它占据着腕的中心位置。头状骨与七块周围的腕骨连接在一起。头状骨（capitate）这个词源于意思为"头"的拉丁词根，它描述了骨突出的近端面的形状。头状骨与舟状骨及月骨形成的深凹面相连。短而强壮的韧带把头状骨固定在钩骨与小多角骨之间。头状骨的远端面牢固地连接到第3掌骨的基部，在较小程度上连接到2～4掌骨的基部。牢固的关节连接使头状骨与第3掌骨作为独立的操纵杆，为整个腕与手提供重要的纵向稳定性。所有腕部活动的旋转轴都穿过头状骨。

（四）大多角骨

大多角骨的形状是不对称的。近端面是一个与舟状骨连接的轻微的凹面。远端的鞍形面具有特别的重要性，它连接到第1掌骨的基部。

（五）小多角骨

小多角骨是紧紧楔入头状骨与大多角骨之间的一块小骨。与大多角骨一样，小多角骨也有一个近端面，该近端面是与舟状骨相连的一个轻微的凹面。该骨相对牢固地与第2掌骨的基部相连。

（六）钩骨

钩骨是因从掌面突出的较大的钩状突而得名的。钩骨的整体结构类似于一个棱锥。它的底部或远端面与第4、5掌骨相连。

二、腕关节组成

腕的两个主要关节是桡腕关节与腕中关节。许多其他腕骨间关节也位于邻近的腕骨之间。腕骨间关节通过小的滑动和旋转活动促成了腕的活动。与桡腕关节、腕中关节允许的大范围活动相比，腕骨间关节处的活动相对较小。尽管如此，它对完成全范围的腕活动仍有重要作用。

（一）桡腕关节

桡腕关节的近端由桡骨与邻近关节盘的凹面构成。该关节的远端是舟状骨与月骨的近端凸面。三角骨被看作桡腕关节的一部分，因为在完全的尺侧偏斜中，三角骨的内侧面与关节盘相接触。桡骨远端与关节盘的厚关节面接受并分散穿过腕骨的力。穿过桡腕关节的压力约20%通过关节盘。其余80%的力直接从舟状骨与月骨传递到桡骨。当腕部分伸展且尺侧偏斜时，桡腕关节处的接触面积最大，这是获得最大握力的腕关节位置。关节盘正常的解剖位置与桡骨、尺骨的连接关系，对维持桡腕关节和桡尺远侧关节的完整性及其运动有重要的意义。关节盘被撕裂，将会严重地影响桡腕关节的运动和旋前、旋后功能，是 Colles 骨折预后不良的原因之一。

（二）腕中关节

腕中关节是位于近排腕骨与远排腕骨之间的关节。围绕在腕中关节周围的关节囊与每个腕骨间关节连接在一起。腕中关节可被分为内侧关节室与外侧关节室。较大的内侧关节室是由头状骨的凸面与钩骨的顶部形成的，它嵌入由舟状骨、月骨与三角骨的远端面形成的凹陷中。头状骨的头嵌入这一凹陷中，结构很像一个球窝关节。腕中关节的外侧室是由舟状骨轻微凸起的远极与大多角骨及小多角骨稍微凹陷的近端面的连接点构成的。外侧室不具备内侧室的显著卵形形状。腕部活动的 X 线活动摄影术显示外侧室比内侧室的运动少。

（三）下尺桡关节

下尺桡关节由两部分组成，即垂直部和横部，前者由桡骨的尺侧切迹与尺骨头环状关节面构成，后者由尺骨头和关节盘构成。桡骨的尺切迹表面覆盖一层透明软骨，尺骨头的环状关节面深层为透明软骨，浅层为纤维软骨。

下尺桡关节的关节囊薄弱且松弛，附于桡骨、尺骨相邻关节面的周缘。下尺桡关节有两条关节囊韧带包裹，一条位于关节的前面，名为桡尺掌侧韧带，旋后时该韧带紧张，另一条位于关节的后面，名为桡尺背侧韧带，旋前时该韧带紧张。下尺桡关节主要依靠桡尺掌、背侧韧带和关节盘维持稳定。腕关节运动时，尺骨不动，以桡骨的尺切迹围绕尺骨头做 150° 左右的弧形旋转，即作旋前、旋后运动（如挥扇，即为此运动）。旋前或旋后运动的幅度可直接影响桡腕关节和腕骨间关节的运动幅度。

三、腕关节周围结缔组织及韧带

1. 腕管　腕骨的掌侧形成了一个凹面。一个由结缔组织构成的厚纤维带呈弧状跨过该凹面，该纤维带被称为腕横韧带。该韧带连接到掌侧腕骨的四个凸起的点上，即豌豆骨、尺骨侧钩骨的钩、舟状骨的结节及桡骨侧的大多角骨。腕横韧带是位于手与掌长肌（一块腕屈肌）内的许多肌肉的主要连接部位。腕横韧带把由腕骨形成的掌侧凹面转化成一个腕管。该腕管是正中神经与指屈肌肌腱的通道。

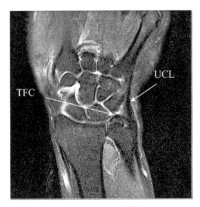

图 1-15　尺腕空间

腕部磁共振成像，突出了尺腕空间和三角纤维软骨复合体的两个组成部分。TFC. 三角纤维软骨；UCL. 尺侧副韧带

2. 三角纤维软骨复合体（TFCC）主要组成是三角纤维软骨，位于桡尺远端关节和桡腕关节中的关节盘（图 1-15）。TFCC 的主要功能是稳固地把桡骨和尺骨的远端固定在一起，同时允许桡骨及附着在桡骨上的腕骨围绕一个固定的尺骨自由地旋转（旋前和旋后）。

三角纤维软骨复合体的具体功能是桡尺远端关节主要的固定结构，加固腕的尺侧，形成桡腕关节凹面的一部分，有助于将本来通过手部的压力部分转移。腕部的总压力约 20% 通过 TFCC 的纤维软骨盘。

腕韧带分为囊外韧带与囊内韧带，腕韧带对维持自然腕骨间排列及转移腕部的力有着非常重要的作用，韧带还为激活肌肉提供感知反馈。如果韧带损伤，腕关节容易变弱、变形、不稳，并且容易形成关节炎。

四、腕关节运动学

腕的运动学特征仅限为两个自由度，即屈与伸、外展与内收，以及腕的环形运动，它是上述运动的组合，不属于第三自由度。

腕在矢状面上旋转 130°～160°。腕的屈曲范围在 0°～85°，伸展范围在 0°～70°。腕在冠状面旋转到 50°～60°。腕部的外展和内收用桡骨和第 3 掌骨骨干之间的角度衡量。内收的范围为 0°～40°。外展的范围为 0°～20°。

五、腕关节肌肉

1. **腕伸肌**　主要的腕伸肌包括桡侧腕长伸肌、桡侧腕短伸肌与尺侧腕伸肌。指总伸肌可以产生很大的腕伸力矩，但是主要参与手指的伸展。其他次要腕伸肌包括示指伸肌、小指伸肌与拇长伸肌。腕部背侧的肌肉的肌腱受腕伸肌支持带的保护。在伸肌支持带与腕部背侧面之间有 6 条纤维骨腱鞘，腱鞘内是肌腱与滑液鞘。伸肌支持带阻止下面的肌腱在腕部主动伸时"弓起"或脱离桡腕关节。

2. **腕屈肌**　三块主要腕屈肌是桡侧腕屈肌、尺侧腕屈肌与掌长肌。10%～15% 的人没有掌长肌。腕掌侧韧带不易通过触摸而识别出来，它位于腕横韧带的近端。该结构与伸肌支持带相似，固定着腕屈肌的肌腱，并防止屈腕时过度弓起。

可以使腕屈曲的其他次要肌肉还有手指的外部屈肌。它包括指深屈肌、指浅屈肌与拇长屈肌。

外展肌与内收肌的功能：可以使腕产生外展的肌肉包括桡侧腕短伸肌与桡侧腕长伸肌、拇长伸肌与拇短伸肌、桡侧腕屈肌、拇长展肌与拇长屈肌。

第四节　髋关节解剖

髋关节是多轴的球窝关节，由股骨的股骨头和髋骨的髋臼两部分组成。

一、骨的组成

1. 髋臼　由髂骨、坐骨、耻骨共同融合组成，在发育中髋臼的开口平面斜向前、向外和向下，形成约45°外翻角和15°的前倾角。髋臼近半球形结构就形成包绕股骨头170°的范围，股骨头剩余部分被髋臼的盂唇覆盖加固。

2. 股骨　是人体内最长且最强壮的骨，近端的股骨头向中间伸展和髋臼形成关节。股骨颈把股骨头和骨干连接起来。股骨近端的两个特别的角度，即倾斜角和扭转角，有助于确定股骨的形态。

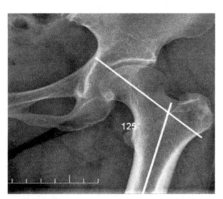

图 1-16　股骨颈的正常颈干角

（1）倾斜角：股骨近端的倾斜角描述了额状面内股骨颈和股骨干内侧面之间的角度（图 1-16）。出生时，该角度为140°～150°。主要受走路过程中股骨颈负重水平影响，成年时该角度通常会减小到125°。倾斜角小于125°称为髋内翻，倾斜角大于125°称为髋外翻。

（2）扭转角：股骨扭转是指股骨干和股骨颈之间的相对旋转（扭转）。股骨颈穿过股骨髁向内外轴前方伸展约15°。这个扭转角被称为正常前倾。与正常前倾一起，一个约15°的前倾角提供了最佳的对齐和关节一致性（图 1-17）。

（3）股骨近端内部结构：人在行走时对股骨近端产生拉伸、挤压、弯曲、横切和扭转。骨密质致密且坚硬，有承担负重的能力。这种骨在股骨颈较低的部位和整个骨干的外表层非常厚。骨松质相对多孔，

由海绵样的三维横梁组成的格子
构成。骨松质趋向于沿着压力线
收缩形成小梁网，股骨内可见到
内侧小梁网和弓形小梁网。股骨
近端长时间受到非正常的力，小
梁网会改变整体结构。

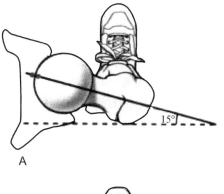

A

二、髋关节关节囊和韧带

（一）关节囊

髋关节关节囊起于髋臼边
缘，前方止于股骨的粗隆间，后
方关节囊形成弧形末端，并止于
后方股骨的骨性结构，仅包裹股
骨头头部结构，股骨颈的前方完
全在关节囊内，其后方基线和后
方粗隆间结构游离在关节囊外，
除后下方髋关节关节囊纤维走向
为环绕股骨头外，绝大多数关节
囊的纤维走向为纵向且从骨盆指
向股骨。

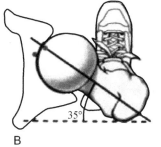

B

（二）韧带

1. 圆韧带　位于关节腔内，
连接髋臼横韧带和股骨头凹，其
内有圆韧带动脉。

2. 髂股韧带　位于髋关节前
面，起于髂前下棘，向下成"人"
字形，经关节囊前方止于转子间

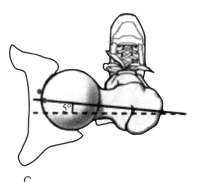

C
图 1-17　股骨头和股骨干的扭转角
A. 正常前倾；B. 过度前倾；C 后倾

线。其作用是限制大腿的过伸、内收，限制过伸引起的脱位。

3. 耻股韧带　位于髋关节内侧，起自耻骨髋臼边缘及耻骨支上缘
的闭孔肌，略做螺旋状，从股骨颈的下端近小转子穿出与髂股韧带共

同止于股骨，限制髋关节的过度外展及外旋。

4.坐股韧带 较薄，起自坐骨髋臼边缘，螺旋形环绕在股骨颈的上方，下方与闭孔肌上方带状结构联合，止于大转子的内侧面，位于髋关节的后方，限制髋关节的内旋。

三、髋关节运动学

髋关节可在矢状面做屈伸运动，额状面内做外展和内收运动，水平面内做内旋外旋运动。其中髋关节屈曲活动范围为$0°\sim120°$，伸展活动范围为$0°\sim20°$，外展活动范围为$0°\sim40°$，内旋活动为$0°\sim35°$，外旋活动为$0°\sim45°$。

四、髋关节周围肌肉

（一）屈肌

1.髂腰肌 分为髂肌和腰大肌，髂肌起自髂嵴、髂窝、骶骨翼，腰大肌起自$T_{12}\sim L_5$椎体、椎间盘，两者相互重叠并汇集成同一韧带止于股骨小转子。

2.股直肌 直头起自髂前上棘，另一头始于髋臼上缘和部分前下方的关节囊，两头汇合，在大腿远端和股四头肌的其他腱膜部分共同形成髌韧带，止于胫骨结节。

3.缝匠肌 起于髂前上棘，跨过髋关节和膝关节后止于胫骨体上端的内侧面。其作用为屈髋、外展髋关节，并屈曲膝关节。

4.阔筋膜张肌 髂前上棘后外方的髂嵴，肌腹在两层阔筋膜之间，向下移行于髂胫束。其作用为屈曲、外展并轻度内旋髋关节。

5.其他辅助肌肉 耻骨肌、长收肌、短收肌和大收肌；股薄肌；臀中肌和臀小肌的部分肌群。

（二）伸肌

1.臀大肌 起自髂骨的背面、尾骨、骶结节韧带和覆盖于臀中肌表面的筋膜，左上方的肌肉进入髂筋束，下方的肌纤维止于臀肌粗隆和股骨外侧嵴。其作用为伸髋、外旋股骨。

2.腘绳肌 ①半腱肌，起自坐骨结节，止于鹅足；②半膜肌，起自坐骨结节，止于股骨内侧髁；③股二头肌长、短头，起自坐骨结节，止于腓骨。其作用为伸髋、屈膝。

（三）外展肌

臀中肌、臀小肌：起于髂骨翼外面，止于股骨大转子。作用：外展髋关节。

（四）内收肌

1. 短收肌、长收肌、大收肌　起于耻骨支下方外侧面和坐骨支扇形外侧面，止于股骨嵴。

2. 股薄肌　起于髂骨支下方和耻骨联合边缘，止于鹅足。作用：内收髋关节。

3. 梨状肌　起自 S_2 ~ S_4 骶前孔外侧，外出坐骨大孔，止于大粗隆。

（五）外旋肌

1. 闭孔内肌　起自闭孔内膜内面和其周围的鼓面，肌束向后集中成肌腱由坐骨小孔出骨盆，向外止于梨状窝。

2. 闭孔外肌　起自闭孔膜外面和周围骨面，外出坐骨大孔达臀部，止于梨状窝。

3. 上、下孖肌　坐骨小切迹附近骨面，包绕闭孔内肌上下，止于梨状窝。

4. 梨状肌　起自 S_2 ~ S_4 骶前孔外侧，外出坐骨大孔，止于大粗隆。

5. 股方肌　起自坐骨结节，止于转子间嵴。

（六）内旋肌群

1. 臀中肌　位于髂骨翼外面，臀中肌后部，位于臀大肌深层，为羽状肌。本肌起于髂骨翼外面，止点于股骨大转子。作用：大腿屈伸及内外旋。

2. 臀小肌　位于臀中肌深面，其形态、起止、功能及血管神经分布都与臀中肌相同，故可将此肌视为臀中肌的一部分。作用：外展髋关节，同时前部纤维有内旋及前屈作用。

3. 阔筋膜张肌　位于大腿上部前外侧，起自髂前上棘，肌腹被包在阔筋膜的两层之间，向下移行为髂胫束，止于胫骨外侧髁。作用：紧张阔筋膜并屈大腿。

4. 半腱肌　位于大腿后内侧皮下，为一三角形扁肌，其外侧与股二头肌毗邻，与股二头肌长头共同起于坐骨结节，肌束向下逐渐与二头肌分离而移行于一长腱，止于胫骨粗隆内侧。

5. 半膜肌 位于大腿后侧、半腱肌的深面，以扁薄的腱膜起自于坐骨结节，终止于胫骨内侧髁后面，作用：伸髋关节，屈膝关节并微旋内。

6. 耻骨肌 位于大腿上中前面的皮下，髂腰肌的内侧，长收肌的外侧，起自耻骨梳和耻骨上支，止于股骨小转子以下的耻骨线。作用：大腿屈曲、内收和旋外。

7. 大收肌 位于大腿的内侧，其前面上方为短收肌，下方为长收肌，内侧为股薄肌，后面紧贴半腱肌、半膜肌和股二头肌，为内收肌群中最宽大者，呈三角形。作用：大腿内收和大腿旋外。

第五节 膝关节解剖

膝关节是人体最大且最复杂的关节。膝关节的主要结构包括股骨远端、胫骨近端及髌骨关节面。膝关节之所以能活动自如又不会发生脱位，主要是因为前交叉韧带、后交叉韧带、内侧副韧带、外侧副韧带、关节囊及附着于关节附近的丰厚肌腱提供了关节稳定性。此外，胫股关节中间内外侧各有一块非常重要的半月板，它们除了可以吸收部分关节承受的负重外，还可增加关节的稳定性（图 1-18）。

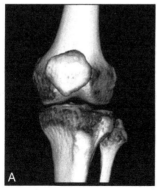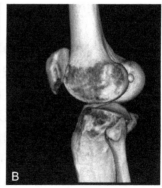

图 1-18 膝关节 CT 重建图片

A. 膝关节正面观；B. 膝关节侧面观

一、骨的组成

（一）股骨远端

股骨的远端是较大的外骨节和内骨节（取自希腊语 kondylos，意思是关节）。外上髁和内上髁从外骨节和内骨节向外突出，为相关韧带提供高的附着点。一个大的髁间切迹把外骨节和内骨节分开，为十字韧带形成一个通道。

（二）胫骨与腓骨近端

虽然腓骨在膝关节没有直接的功能，但是这块细长的骨固定胫骨的外侧并帮助胫骨对正位。腓骨头为股二头肌和侧面相关韧带提供附着点。腓骨通过近端和远端胫腓关节附着在胫骨的外侧。

（三）髌骨

髌骨是嵌在股四头肌肌腱内的近乎三角形的骨。它是人体内最大的籽骨。髌骨上面有一个弯曲的底，在下面有一个尖的顶。很粗的髌骨肌腱附着到髌骨顶端与胫骨粗隆之间。人处于放松的站立位置时，髌骨的顶端就位于紧靠膝关节线的地方。髌骨的皮下前表面在各个方向上都是凸的。髌骨的后关节面被厚达 4～5mm 的关节软骨覆盖。这个表面的一部分和股骨的髁间沟相连，形成髌股关节。厚厚的软骨帮助分散横穿关节的强大压缩力。

二、关节组成

（一）胫股关节

胫股关节是股骨髁和胫骨髁之间形成的关节。股骨髁较大的表面区域允许跑步、蹲坐和爬山等活动时膝关节在矢状面内的广泛运动。关节的稳定并非因为骨的相互适合，而是受肌肉、韧带、半月板和身体重力等所产生的力或物理限制所影响。

（二）半月板

内外半月板是位于膝关节内的新月形状的纤维软骨结构。半月板的活动端（前角与后角）固定在胫骨的髁间区域，每个半月板的外侧边缘由冠状韧带附着在胫骨和邻近的囊上。冠状韧带相对较松弛，因而半月板，尤其是外半月板在运动时自由地绕轴转动，横韧带把两块半月板连接在一起。半月板在外缘处血液供应最充足。血液来自位于邻近滑液膜和滑液囊内的毛细血管。相反，半月板的内边缘基本上无血管。两块半月板具有不同的形状，附着在胫骨上的方法也不同。内半月板是椭圆形，外边缘附着在内侧副韧带的深层表面和邻近的囊上；外半月板是圆形，外边缘附着在外囊上。腘肌肌腱在外侧副韧带和外半月板的外边缘之间通过。

（三）髌股关节

髌股关节是髌骨关节面与股骨髁间（滑车）沟之间的界面。该关节需要包括股四头肌产生的力、关节面的契合和来自周围支持韧带与囊的被动限制力来稳定。

三、膝关节囊及韧带

（一）膝关节囊

膝关节的纤维囊把胫股关节内腔、胫股关节外腔和髌股关节包围起来。膝关节囊得到肌肉、韧带和筋膜的极大加强。膝关节的内侧面衬有滑膜，是全身关节中最宽阔、最复杂的，附着于该关节各骨的关节面周缘，覆盖关节内除半月板和软骨以外的所有结构。

（二）韧带

膝交叉韧带(十字韧带)（图1-19）：根据其附着的位置又被分为前交叉韧带和后交叉韧带。前交叉韧带附着在胫骨髁间棘的前内侧，部分纤维和半月板的前角相混合，向上后外横跨后交叉韧带的前外侧面，止于股骨外髁内侧面的后部。后交叉韧带附着在股骨内髁的外侧面，向下斜行附着于胫骨髁的后方中间部，止于外侧半月板

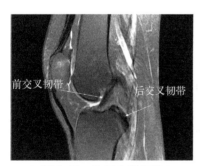

前交叉韧带　后交叉韧带

图1-19　前后交叉韧带

的后部。其作用是防止股骨和胫骨前后移位。

（三）侧副韧带

1. **腓侧副韧带** 位于膝关节外侧稍后方。其起于股骨外侧髁、止于腓骨小头。其作用是从外侧加固和限制膝关节过伸。

2. **胫侧副韧带** 位于膝关节的内侧偏后方。其起于股骨内侧髁、止于胫骨内侧髁。其作用是从内侧加固和限制膝关节过伸。

3. **髌韧带** 位于膝关节的前方，为股四头肌肌腱延续部分。其起于髌骨、止于胫骨粗隆。其作用是从前方加固和限制膝关节过度屈曲。

四、膝关节运动学

胫骨关节有两种自由度，在矢状面内的屈伸及水平面内的内旋和外旋，其中水平面内的旋转需要膝关节至少呈弯曲状态。膝关节的弯曲和伸展绕着一个内外旋转轴发生，胫骨关节运动范围在矢状面内最大，膝完全伸直到完全屈曲的范围是 0°～140°。膝关节的内旋和外旋沿着垂直或纵向旋转轴发生，该运动被称为轴向旋转，轴向旋转的自由度随着膝弯曲的增大而增大。弯曲到 90° 的膝允许 40°～45° 的完全旋转。

五、膝关节周围肌群

（一）膝关节屈肌群

1. **股二头肌** 位于大腿后外侧浅层，分为长、短两个头。长头起自坐骨结节，短头起自股骨粗线外侧唇下半部，止于腓骨头。当近端固定时，股二头肌可使膝关节屈曲和外旋，长头还可使髋关节伸展。远端固定时，两侧头收缩，使大腿在膝关节处屈曲；当小腿伸直时，股二头肌收缩使骨盆后倾。

2. **半腱肌和半膜肌** 位于大腿后内侧，半膜肌在半腱肌深层。半腱肌下半为腱，半膜肌上半为腱膜。两者均起于坐骨结节。而半腱肌止于胫骨上端内侧，半膜肌止于胫骨内侧髁后面。当近端固定时，其可使使膝关节屈曲和内旋，还可使髋关节伸直。远端固定时，两者活动与股二头肌相同。

3. **胫骨前肌** 位于小腿前外侧浅层。其起于胫骨体外侧的上 2/3；

止于内侧楔骨内和第1跖骨底。当近端固定时，踝关节伸直（背屈）、内翻。远端固定时，小腿在踝关节处伸直，还可起到维持足弓的作用。

4. 腓肠肌　位于小腿后部，包括浅层的腓肠肌和深层的比目鱼肌。其内、外侧头分别起自股骨内、外上髁。比目鱼肌起自胫骨和腓骨后上部，后由跟腱止于跟骨结节。当近端固定时，踝关节屈曲（跖屈），腓肠肌还可使膝关节屈曲。远端固定时，此肌可使小腿在踝关节处屈曲，协助膝关节伸直，维持人体直立。

（二）膝关节伸肌群

1. 股四头肌　是人体最有力的肌肉之一，它有4个头，分为四部分，分别称为股直肌、股外侧肌、股中间肌及股内侧肌。其由股神经支配。

2. 股直肌　起自髂前下棘和髋臼上缘，止于股骨粗隆。其作用为伸膝关节，屈髋。

3. 股外侧肌　起自大转子和股骨嵴外侧唇，止于股四头肌肌腱。其作用为伸膝关节。

4. 股中间肌　起自股骨前面，止于股四头肌肌腱。其作用为伸膝关节。

5. 股内侧肌　起于股骨嵴内侧唇，止于股四头肌肌腱。其作用为伸膝关节。

第六节　踝关节解剖

踝关节由胫骨、腓骨下端的关节面与距骨滑车构成，故又称距小腿关节。胫骨的下关节面及内、外踝关节面共同围成的"冂"形的关节窝，容纳距骨滑车（关节头），由于类似木匠使用的木榫头，踝关节经常被称为"榫眼"（图1-20）。

一、骨的组成

1. 腓骨　位于胫骨外侧，并与之平行。腓骨头在胫骨外髁的正侧面可以被触及。腓骨的细长骨干通过腿部只承载10%的体重；大部分重量是通过更粗的胫骨承载的。腓骨骨干远端延续形成外踝。距骨的

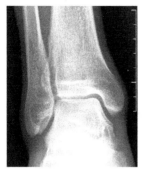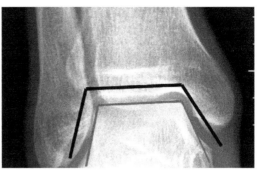

图 1-20 踝关节在形状上与木匠的镶榫接头的相似性

关节面位于外踝的内侧面上。在由关节连接的踝部，该关节面构成了踝关节的一部分，称为胫腓远端关节，它是由骨间膜紧紧束缚，活动度一般较小。

2. *胫骨远端* 承受踝部传递的负荷。胫骨内侧是突出的内踝，内踝的外侧面是距骨的关节面。在由关节连接的踝部，该关节面构成了踝关节的一小部分。胫骨远端的外侧面是腓骨切迹，即位于胫腓关节远端的一个容纳腓骨远端的三角形凹面。

二、踝关节韧带

踝关节的韧带结构对维持踝关节的稳定性起着至关重要的作用。

1. *内侧韧带* 也称为三角韧带，它既牢固又宽大，三角韧带顶点附着在内踝上，其基底散入 3 组表面韧带，主要功能是限制踝关节外翻。三角韧带扭伤罕见，因此三角韧带的强度及外踝可以作为一道防止过度外翻的骨质屏障。

2. *外侧副韧带* 踝关节外侧副韧带包括腓距前、后韧带和跟腓韧带。主要功能是限制足过度内翻，绝大多数踝部扭伤都涉及过度内翻且经常涉及对外侧副韧带的伤害。

腓距前韧带的作用为：①跖屈位限制足内翻；②中立位对抗距骨向前移位。跟腓韧带的作用为：①中立位限制足内翻；②限制距骨向前移位。腓距后韧带的作用为限制踝关节过度背屈。

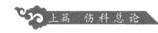

3. 下胫腓韧带　包括下胫腓前韧带、骨间韧带、下胫腓后韧带和下胫腓横韧带。其作用为保持踝穴紧固而又有一定的弹性，踝背屈时下胫腓联合轻微增宽。

三、踝关节运动学

踝关节拥有一个自由度，该关节的运动是围绕着穿过距骨主体和两踝尖端的旋转轴发生的。踝关节的零度（中性）位置是通过足部与腿部保持 90° 而被定义的，踝关节允许 15°～25° 的背屈与 40°～55° 的跖屈。此外，距下关节相对于跟骨可做内翻与外翻、旋前与旋后运动。

四、踝关节周围肌肉

运动踝关节的主要作用肌，有小腿后面的屈肌和小腿前面的伸肌。它们均起自小腿骨或股骨内、外上髁，肌腱跨越踝关节止于足骨上。近端固定收缩时，可使踝关节完成屈伸运动。

1. 跖屈　有小腿三头肌、蹞长屈肌、趾长屈肌、胫骨后肌、腓骨长肌和腓骨短肌等。

2. 背伸　有胫骨前肌、蹞长伸肌、趾长伸肌和第三腓骨肌等。

3. 内翻　有蹞长屈肌、趾长屈肌、胫骨后肌和胫骨前肌。

4. 外翻　有趾长伸肌、第三腓骨肌、腓骨长肌和腓骨短肌等。

第七节　脊柱解剖

脊柱的发育是由中胚层的生骨节细胞围绕脊髓和脊索形成的。人类幼年时椎骨共有 33 块，其中颈椎 7 块，胸椎 12 块，腰椎 5 块，骶椎 5 块，尾椎 4 块。随着年龄增长，5 块骶椎融合成 1 块骶骨，4 块尾椎融合成 1 块尾骨。各椎体借韧带、关节及椎间盘连接成脊椎。脊柱上端承托颅骨，下联髋骨，中附肋骨，并作为胸廓、腹腔和盆腔的后壁。脊柱具有支持躯干、保护内脏、保护脊髓和进行运动的功能。脊柱内部自上而下形成一条纵行的椎管，内有脊髓。

一、组成

脊柱是由颈、胸、腰及骶椎组成（图1-21）。

1. 前面观　椎体自上而下渐加宽，S_2最宽。

2. 侧面观　可见颈、胸、腰、骶四个生理性弯曲，颈曲和腰曲凸向前，胸曲和骶曲凸向后。

3. 后面观　颈椎棘突短而分叉，近水平位。胸椎棘突细长，斜后下方。腰椎棘突呈板状水平向后。

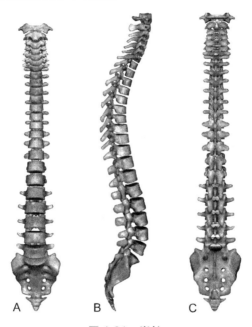

A　　　　　　B　　　　　　C

图1-21　脊柱

A. 脊柱前面观；B. 脊柱侧面观；C. 脊柱后面观

椎体一般形态：椎骨的前方中部，呈短圆柱状，是支持体重的重要部分。椎弓是附在椎体后方的弓形骨板。椎弓与椎体连接的部分较细，称椎弓根，其上、下缘各有一切迹，分别称椎上切迹和椎下切迹。椎骨叠连时，上位椎骨的椎下切迹与下位椎骨的椎上切迹围成一孔，称椎间孔，有脊神经及血管通过。椎弓与椎体围成一孔，称椎孔。全

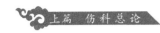

部椎骨的椎孔叠连一起，形成纵行管道，称椎管。椎管内容纳脊髓和脊神经根等。每个椎弓根伸出 7 个凸起，即向两侧伸出一对横突，向上伸出一对上关节突，向下伸出一对下关节突，向后伸出单一的棘突。

二、各部位椎骨的主要特征

（一）颈椎

颈椎共 7 个，第 1、2 颈椎属特殊椎骨，一般颈椎的椎体较小，近似长方形，其上面的左右两端上翘，与上位椎骨椎体侧缘构成关节，有病变时可致椎间孔狭窄压迫脊神经，产生症状。颈椎椎孔较大。横突生有横突孔，是颈椎最显著的特点。横突孔内有椎动脉和椎静脉走行。颈椎关节突不明显，关节面近于水平位。颈椎棘突一般短而平，末端分叉。第 7 颈椎棘突不分叉且特长，在颈部皮下，容易扪及，故又名隆椎。寰椎和枢椎形成寰枢关节。

寰椎是第 1 颈椎（图 1-22），呈环形，分前弓、后弓和左右侧块。前弓较短，内面有关节面，称齿突凹。侧块上面有椭圆形关节凹，与枕骨髁构成环枕关节，下有圆形关节面与第 2 颈椎连接。上关节凹后方有椎动脉沟，椎动脉出横突孔经此沟而入枕骨大孔。后弓长，中点略向后方凸起，称后结节。寰椎无椎体、棘突和关节突。

枢椎为第 2 颈椎。椎体上方有齿突，与寰椎齿突凹形成关节。在发生学上齿突来自第 1 颈椎椎体。枢椎其余形态同一般颈椎。

（二）胸椎

胸椎共 12 个。从上向下椎体逐渐增大，横截面近三角形。椎体的后外侧上下缘处有与肋骨头相接的半关节面称肋凹。横突的前面也有横突肋凹，与肋结节形成关节。棘突长，伸向后下方，邻位椎骨的棘突依次掩叠。关节突明显，其关节面位于冠状方向。

（三）腰椎

腰椎（图 1-23）共 5 个。椎体大，约呈蚕豆形。椎孔大。棘突为板状，位于矢状方向平伸向后。上、下关节突的关节面近矢状方向。

（四）骶椎

在发生过程中，骶骨由 5 个骶椎合并而成。全骨上大下小，前凹

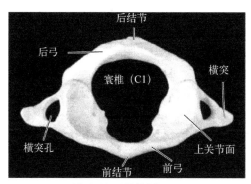

图 1-22 颈椎侧面观

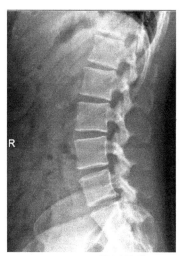

图 1-23 腰椎侧位片

后凸。上面为底，下端为尖。中央部为 5 个椎体连成的骶骨体，两侧为骶骨翼，后面椎板融合围成中空的骶管。骶骨体上面前缘突出，称为岬，前面有椎体融合遗留的 4 条横线，横线两端有 4 对骶前孔。骶管上口两侧可见上关节突，骶骨后面正中线上可见棘突痕迹称骶中嵴，两侧有 4 对骶后孔。再向两侧有粗糙不平的骶骨粗隆及与髋骨连接的关节面，称耳状面。骶管后下端敞开，称骶管裂孔。其两侧有骶骨角，是下关节突遗迹。

骶椎由髓核、纤维环和软骨板三部分构成，其中髓核为中央部分，纤维环为周围部分，包绕髓核，软骨板为上、下部分，直接与椎体骨组织相连。脊柱的长度，3/4 是由椎体构成，1/4 由椎间盘构成。

三、脊柱韧带

在相邻椎骨的椎弓之间的称椎弓间韧带，由弹性结缔组织构成，呈黄色，故又称黄韧带，在各棘突、横突之间，分别生有棘间韧带和横突间韧带。

在椎骨前面的是前纵韧带，上连枕骨大孔前缘，下达骶骨（S_1 或 S_2）前面，紧贴椎体和椎间盘前面，厚实而坚韧。椎体后面的后纵韧带长度与前纵韧带相当,与椎体相贴部分比较狭细。

在棘突尖上还有一条上下连续的棘上韧带,在胸、腰、骶部紧贴棘突末端,至颈部则呈板片状,为项韧带。

四、脊柱运动学

脊柱可在矢状面、水平面及额状面做屈伸、轴向旋转和侧屈运动。

颈部关节、胸椎和腰椎在三个运动平面上的运动范围见表 1-1 ～表 1-3。

表 1-1　颈部关节在三个运动平面上的运动范围

关节或部位	屈曲和伸展运动 (矢状面)	轴向旋转运动 (水平面)	侧屈运动 (额状面)
寰枢关节	屈曲 : 5° 伸展 : 10° 总体 : 15°	可忽略不计	约为 5°
寰枢关节复合体	屈曲 : 5° 伸展 : 10° 总体 : 15°	35° ～ 40°	可忽略不计
颈内骨突关节 (C_2 ～ C_7)	屈曲 : 35° ～ 40° 伸展 : 55° ～ 60° 总体 : 90° ～ 100°	30° ～ 35°	30° ～ 35°
整个颅颈部位总体运动	屈曲 : 45° ～ 50° 伸展 : 75° ～ 80° 总体 : 120° ～ 130°	65° ～ 75°	35° ～ 40°

表 1-2　胸椎在三个运动平面内运动范围

屈曲和伸展运动 (矢状面)	轴向旋转运动 (水平面)	侧屈运动 (额状面)
屈曲 : 30° ～ 40° 伸展 : 20° ～ 25° 总体 : 50° ～ 65°	30° ～ 35°	25° ～ 30°

表 1-3　腰椎在三个运动平面内运动范围

屈曲和伸展运动 （矢状面）	轴向旋转运动 （水平面）	侧屈运动 （额状面）
屈曲：40°～45° 伸展：15°～20° 总体：55°～65°	5°～7°	20°

五、脊柱肌肉

（一）背部浅层肌

第 1 层：斜方肌和背阔肌。

第 2 层：肩胛提肌和菱形肌。

第 3 层：上后锯肌和下后锯肌。

（二）背部深层肌

第 1 层：夹肌(头夹肌和项夹肌)和竖脊肌(髂肋肌、最长肌和棘肌)。

第 2 层：横突棘肌（半棘肌、多裂肌和回旋肌）。

第 3 层：枕下肌（头前直肌、头外侧直肌、头后大直肌、头后小直肌、头下斜肌和头上斜肌）、横突间肌和棘间肌。

参 考 文 献

[1] DONALD A N. 骨骼肌肉功能解剖学 . 刘颖，师玉涛，闫琪，译 . 2 版 . 北京：人民军医出版社，2014.

[2] 严振国，杨茂有 . 正常人体解剖学 . 2 版 . 北京：中国中医药出版社，2007.

[3] Charles A.Rockwood Jr. 肩关节外科学 . 4 版 . 北京：人民军医出版社，2012.

第2章 十二经络与气血理论

一、对血气循环系统的认识

祖国医学有别于现代医学对循环系统的认识，由于受到传统文化思想的影响，其对循环系统认识，虽然不像现代医学之精微，但对循环系统的认识有特有的理论体系，将血脉体系归结为十二经脉。上古治病，对于人体血脉极有研究，发明五脏六腑，组成经络路线。心、肝、脾、肺、肾为五脏（实质性脏器），胆、胃、小肠、大肠、膀胱、三焦为六腑（空腔性器官）。连接五脏六腑的三阴、三阳的经脉系统组成十二经脉，以符合十二时。人体血脉流行，循环不息，无论内科、外科对疾病的治疗，都赖于对十二经脉的认识。凡受伤者，内有伤及五脏六腑，外有伤及皮肉筋骨。故治伤之时，应以十二经脉审察诊治。伤在某经某脉便向某经某脉治疗，务求血气通畅，解除积瘀，方无痼疾。一旦受伤，伤处蓄瘀，阻塞经脉流通，则五脏六腑皆受其害。是故治伤之法，以十二经脉诊治最为重要。

二、十二经脉

十二经脉者，手足三阴三阳是也。手足三阳从手走头，而头走足，手之三阳从手走头，足之三阳从头走足。手足三阴从足走胸，而胸走手，足之三阴从足走胸，手之三阴从胸走手。此是十二经脉循环的直行线路。

十二经脉分别是足厥阴肝经、足少阳胆经、足太阴脾经、足阳明胃经、足少阴肾经、足太阳膀胱经、手厥阴心包络经、手少阳三焦经、手太阴肺经、手阳明大肠经、手少阴心经、手太阳小肠经，分别表明了十二经脉与五脏六腑的所属关系。

三、营卫气血通行理论

十二经脉理论、营卫的气血通行理论与骨伤科有密切关系。营者，血也。卫者，气也。营行脉中，卫行脉外，脉不自行，随气而升，气血循环，通行十二经脉。人偶有受伤，损其体中，不论伤在何处，则有阻塞经脉通行的道路，是以伤科之症，须要防止阻塞的关系也。

四、损的认识

余子贞先生对损伤的诊断尊崇《难经·十四难》治损法则："一损损于皮毛，皮聚而毛落；二损损于血脉，血脉虚少，不能荣于五脏六腑；三损损于肌肉，肌肉消瘦，饮食不能为肌肤；四损损于筋，筋缓不能自收持；五损损于骨，骨痿不能起于床。"

五、气血理论在治伤中应用

损其气者，益其气。损其心者，调其营卫。损其脾者，调其饮食，适其寒温。损其肝者，缓其中（急食甘以缓之）。损其肾者，益其精。此治损之方，以益、调、缓、适等法治之。人偶有受伤，治疗骨折脱位之外，积血未清，或伤及内脏，就使营卫气血的道路受到阻塞，以致营卫失贯，则积久成病。因此，内伤之病与经络有密切关系。治疗内脏和伤处之时，应求永无后遗症，就要重视通导血脉的功能，注重气血的调理。这与现代医学创伤与手术后，预防静脉血栓，减少后遗症的发生高度一致。

六、历代医家对气血营卫皆有论述

明陆师道说："肢体损于外，气血伤于内，营卫有所不贯，脏腑由之而不和，是故。肺气通于鼻，鼻和则知香味矣。肝气通于目，目和则知黑白矣。脾气通于口，口和则知谷味矣。心气通于舌，舌和则知五味矣。肾气通于耳，耳和则知五音矣。三焦之气通于喉，喉和则声鸣矣。偶有损伤，气血阻塞，则五官之气失和，而精神丧失矣。"

秦越人《脉经》云："营行脉内，卫行脉外。"

张仲景云："营卫流行，不失衡铨。不失衡铨，衡铨者，所以知轻重之具也。"

抱朴子云："衡铨不平，则轻重错谬。"

《难经·三十难》曰："营气之行，常与卫气相随。"

《灵枢·营卫生会》言："人受气于谷，谷入于胃，以传于肺，五脏六腑，皆以受气，其清者为营，浊者为卫，营在脉中，卫在脉外，营周不息，五十而复大会，阴阳相贯，如环无端。故知营卫相随也。营卫流行，心之主也，营者肝血也，卫者肺气也，肝主血、肺主气，营卫流行，通达经络，营于周身，以养五脏六腑也。"

《注解伤寒论》云："春应中规，夏应中矩，秋应中衡，冬应中权，荣行脉中，卫行脉外，荣卫循环，与脉相随上下，以应四时，不失其常度。"

余子贞先生认为："治伤之症，宜知乎于十二经脉及四脉之所系者，四脉者，浮、沉、迟、数是也，分症治疗，以别表里虚实，诊断准确，则病速于早日痊愈。夫十二经脉者，人之所以生，病之所以稽，诊之所以治，精之所以断，学之所始，工之所成也。故诊断治疗，粗之所易，上之所难也。"

参 考 文 献

[1] 战国·秦越人.难经.北京：人民卫生出版社，2013.

[2] 唐·王冰.黄帝内经.北京：中医古籍出版社，2003.

[3] 明·陆师道.正体类要·序.北京：人民卫生出版社，2006.

[4] 汉·张仲景.伤寒论.北京：人民卫生出版社，2005.

[5] 晋·葛洪.抱朴子.上海：上海古籍出版社，2018.

第3章 手 法

　　过去没有现今的先进方法，对骨创伤的检查和治疗均依赖于手法，手法对骨伤科的诊断和治疗具有举足轻重的意义。余子贞先生认为："折骨脱骱，伤有重轻，施用手法，各树其宜，其痊迟速，遗留残疾与否，皆在乎手法之所施。"因此。他拟立手法十二种，以备临证治疗之时，择而施治。随着现代治疗技术不断发展，骨伤疾病诊治之法日新。对骨伤疾病的诊断多依赖于辅助检查，对于复位或固定困难的骨折多采用手术治疗等众多治疗方法，但这些基本的手法在临床实践中仍然具有重要意义。我等所学，应与时俱进，学有所用，在临床工作中不能仅泥古法，应该不断更新自己的知识，不可片面强调某一治疗方法。本章我们将介绍十二种手法，并非强调唯手法可用，更重要的是了解其治疗理念，如仔细检查、动作轻柔、持续牵引、逐步复位、避免过度牵引和继发性损伤等，这些治疗理念对临床治疗仍然有指导意义。临床中应该根据患者的具体情况，采用最适合的治疗措施。

　　手法十二种如下所述。

　　1. **伸直法**　伸者，谓以手法整齐上提，向天垂直，伸平端正，得以检查全身骨骼也。直者，谓以手法摆直上提，手足关节整理齐整，得以检查伤骨，有无弯曲歪斜也。让患者卧平伸直，以检查患处受伤情况，左右对比，肢体有无短缩、畸形等，是否对称，有无肿胀。反身俯伏，审视脊柱，有无弯曲凹凸，左右肩胛，有无高低，臀部是否对称，此为伸直法。

　　2. **摸索法**　摸者，谓以手法揣摸骨节，得以寻求骨节有无折骨和脱骱。索者，谓以手法揣搜探拨，找寻骨节有无断折，有无脱离移位。治疗骨折与脱位时，先以摸索为主，检查骨折脱位情况，然后才能使用其他手法。

3.拖拉法 拖者,谓以手法拿住骭骨下端,拖直平正,得以整理脱骱的关节,相对合拢,复回原位也。拉者,谓以手法拉长折骨,得以整齐对准,续合原位。

此为正骨最常用的手法,主张动作轻柔,持续牵引,利用肌肉和筋腱的合页作用复位骨折。也强调避免过度牵引,以免损伤肌肉和软组织嵌入。

4.旋转法 旋者,谓以手法旋正弯曲的伤骨,并纠正骨骱关节脱离移位,得以摆正伸平正直也。转者,谓以手法转合摆正其伤骨,得以摆齐端正也。

5.缩齐法 缩者,退也;齐者,平也,谓以手法缩齐伤骨,退回原位,对准分离折骨,得以复回原位。

6.抱抽法 抱者,谓以双手伸入伤者腋下,抱固前胸,用力抽上一息,逐渐放下,使脊柱压缩性骨折,得以引伸合拢。抽者,谓以双手合捧下颌,技者站高,慢慢抽提,逐渐放下到地,使歪斜的颈椎骨和胸椎骨得以伸直摆正,复回原位也。如颈椎骨错位,不可直立,须要睡直在床,技者立在伤者头前,用双手捧住伤者下颌骨,沿轴慢慢抽拉,得以摆齐颈项骨位。这一手法,切忌暴力,同时不可前屈后仰,更不得做侧向动作,以免造成肢体瘫痪。

7.屈曲法 屈者,谓以手法整理腿膝脱骱,使足屈贴到臀部,得以髌骨复回原位也。曲者,谓以手法治疗肘骨脱骱,摇动筋骨关节时,屈曲贴至肩膀,得以肘骨骨骱。能伸能屈,使骱骨活动灵活,举止自如也。此法,是使四肢骨骱关节转移动作,伸屈灵活,如果膝髌骨脱离移位,或在左,或在右,或在上,或在下时,则让伤者睡在手术床上,伸直端正,将两足摆齐,得以检查,对比两足,有无长短,屈膝竖起,有无高低,先用左手拿正髌骨,又用右手握着伤足,摇动关节无阻,然后逐渐将伤足,又屈又伸,屈贴到臀,立即伸平正直,则将髌骨对比,已复回原位,则痛苦减轻。如果肘骨脱骱移位,先将左手捧着肘骨,及用手指摆齐鹰嘴骨,移正桡骨颈对合骨小头,又将右手拿着腕骨,摇动肘骨关节,旋转桡骨,得以摆齐端正,活动无阻,又摆正伤手，伸直平正，然后将伤手又伸又屈，屈贴至肩，立即伸开，又无痛苦，则骺骨关节，复回原位。此用屈曲之法，治疗之良箴也。

8. **提托法** 提者，谓以手术提举伤手，检查肱骨断折和脱骱，得以使肩胛臼对齐肱骨头合拢，复回原位。托者，谓以手术托上肱骨固定，拖拉伤手平衡和举高又摸索折骨，对合齐整，得以复回愈合，速于生实坚固。此法对于肱骨头和肱骨颈断折，施用手法，先将伤手托起，向外伸平正直，摸索肱骨伤口，对合整齐，得以愈合生实坚固，然后逐渐提举伤手，举高一直，得以活动灵活，如果肱骨头脱离肩胛臼，脱离移位，先将肱骨顺序拖拉，又向伤者腋下，用手插入，抬起肱骨，伤手下垂，并贴技者身旁，用手拉下，使肱骨头离开肩胛，双手齐做，使肱骨关节走合无阻，托上原位，得以整理齐整，治疗坚固，早日痊愈也。

9. **分摊法** 分者，使左右分开也；摊者，两边摊平也。谓以手法将两足左右分开，摊平股骨，整理齐整，使股骨头复回髋骨臼，得以治疗痊愈也。此法，专治股骨头脱离髋骨臼，先将伤者向天睡直，伸平端正，对比两足，现有长短，又将两足屈膝竖起，将两膝对比，现有高低，然后将左右两足，逐渐分开，摊平摆贴到床，再将髋骨关节，摸索齐整，复将两足收合，伸平睡正，再复检查，则双足长短消失，得以复回原位，并且施用手法利便，及治疗妥善也。

10. **顶压法** 顶者，谓以手术顶合股骨头，移正骱骨，得以复回原位也。压者，谓以手术抱压股骨干和压平骶骨与髂骨，对比左右足相对，得以整齐骱骨，复回原位也。此法专治盆骨移侧（即骶髂骨移位）。每每兼有骨裂性的征象，此症以儿童居多，因为儿童常揽抱单足，玩弄游戏，失足跌下，伤及盆骨，遂致不能正当步履，但检查盆骨，需要睡在手术床，得以摆齐两足，对比长短，常有距离一寸许，又反身背向，检查臀肌，发现左右高低歪斜与凹凸，再反身前向，复检查左右髂骨，表现有高低，此为骶髂骨移位，查确伤足足短，施用手法，先将两足屈膝竖起，左右股骨分开，摊平，向股骨干抱固压下，又反身背向，向骶髂骨处，见有高突者，压至平服，则骱骨立能复回原位，或有伤足足长，施用手法，将两足屈膝竖起，左右股骨分开，摊平，技者用手法,向坐骨处顶上,则髋骨复回原位,如果股骨头脱离髋骨臼,筋腱收缩,以致足短,施用手法,先将双足摆齐正直,两足对比,检查是伤足足短,又将两足屈膝竖起,两足对比,亦有高低,复将两足膝,左右分开,摊平,然后将伤足这一边短足,则技者用手穿上股骨干抱固,用力压下,轻重得宜,则股骨头复回髋骨臼,如果股骨头脱离髋骨臼下垂,将两足对比,伤足足长,距离约有一寸许,又将两足屈膝竖起,左右股骨分开,摊平,用手指顶上股骨头,使髋骨回合原位,用力轻重,施治得宜,则能减除伤者痛苦,又可免遗留残疾。

11. 按摩法　按者,谓以手按之至骨,使折骨接续平整也。摩者,谓以手摩合骨骱,齐整,以复其位也。此法,专治折骨和脱骱,则用轻轻地的手法,按摩折骨,得以接续骨干齐整,和关节脱骱,用按摩合拢,复回原位,以免骨折伤口,参差相插,或现有高低不平的征象,和按摩髋骨,使之移正骨端,复回原骱,则骨质易生而愈合,如果伤肌积瘀,亦可用按摩方法,按捺抚摩,在受伤者身上,以助血液循环,借以清除积瘀,恢复健康也。

12. 推拿法　推者,谓以手推至折骨两端,使缝合齐整也。拿者,谓以手法拿和伤骨,得以复回其位也。若有关节骨骱脱离移位,或骨折跌断数段,和粉碎骨折,施用手法,推正骨端,拿着伤处,拖拉对齐合拢,敷药包扎固定,则骨质易生而愈合,凡治折骨与脱骱,所用手法,是有轻重之分,动用手法,一推一拿,也有缓急之别,需要视其伤势而定,治疗手法,所用缓急轻重,酌而用之,则是乎其不差矣。

盖折骨与脱骱,需要细心检查,找寻明确的伤处,然后施用手法,则以十二种手法方式治之,使折骨脱骱,得以复回原位,凡伤症折骨和脱骱,各有不同的方式,施用手法治之,也有不同的方法,动用手法,以冀分者复合,敧者复正,高者就其平,陷者升其位,则危症可转为安,重伤可治于轻,善用手法,须用轻轻的力量,用慢慢地拖拉,以心灵手巧和宛转运用之妙,使四肢关节一伸一屈,逐渐摸索,顺序摇动,不用乱搅方式,诚恐筋膜受伤,更加破裂,难于愈合,审慎手法,施用摇至伤骨,伸屈无阻,然后将关节屈贴,以复其骱,则伤者立能解除痛苦,或有不知痛苦,则髋骨复回原位,是故伤势有轻重之分，动用手法，一推一拿，一按一摩，或用摸索，或用拖拉，或用顶压，各树其宜，其痊迟速，遗留残疾与否，皆在乎手法之所施，有得其宜，或失其宜，技者亲临手法，借以扶危救急，思之伤者痛苦之骨，须要慈心体会，以尽天职。

治病在求分断准确，或因分症不清，跌伤骶髂骨，脱离移侧，或股骨头脱离髋骨臼，不审安帖复回原位，妄谓风湿性关节炎，或云坐骨神经痛，以致日久变化，椎间盘逐渐移侧歪斜，久即生实坚硬，无法安回原位，遂至腰脊骨歪斜，甚至病者终身痛苦，不能痊愈。

治疗手法，乃是接骨安帖的良针，如果手法粗暴不精，易伤骨膜，骨膜受伤，而愈合之期远矣。

参 考 文 献

明·陆师道. 正体类要·序. 北京：人民卫生出版社，2006.

第4章 伤科用药

伤科药物治疗是中医骨伤科的一大特色，在改善血气供应、活血化瘀、预防血栓形成、促进骨折与软组织损伤的修复方面都具有重要作用。本章主要介绍中医药的基本应用原则、伤科常用药物、中药内服和外用经验方剂。

第一节 中药应用的基本原则

神农尝百草，医药有方，至周制以来，定医官，设医师，掌医之政令，聚毒药以供医事，历代以来，置官修正本草医书，如唐有《新修本草》，宋有《经史证类大观本草》，又有《本草广义》，元有《本草衍义补遗》，又有《本草歌括》，明有《本草纲目》，又有《本草品汇精要》，及至清时，本草叠出，但究本草之书，所载种种药物，著其气味功能，归类详述分明，辨证论治都较确切。

凡酸属木入肝，苦属火入心，甘属土入脾，辛属金入肺，咸属水入肾，此五味之义也。

凡青属木入肝，赤属火入心，黄属土入脾，白属金入肺，黑属水入肾，此五色之义也。

凡酸者能涩能收，苦者能泻能燥能坚，甘者能补能和能缓，辛者能散能润能横行，咸者能下能软坚，淡者能利窍能渗泄，此五味之用也。

凡寒热温凉气也，酸苦甘辛咸淡味也，气为阳，味为阴，气厚者为纯阳，薄为阳中之阴，味厚者为纯阴，薄为阴中之阳，气薄则发泄，厚则发热，味厚则泄，薄则通，辛甘发散为阳，酸苦通泄为阴，咸味通泄为阴，淡味渗泄为阳，轻清升浮为阳，重浊沉降为阴，清阳出上窍，浊阴出下窍，清阳发腠理，浊阴走五脏，清阳实四肢，浊阴归六腑，此阴阳之义也。

凡轻虚者浮而升，重实者沉而降，味薄者升而生，气薄者降而收，气厚者浮而长，味厚者沉而藏，味平者化而成，气厚味薄者浮而升，味厚气薄者沉而降，气味俱厚者能浮能沉，气味俱薄者可升可降，酸咸无升，辛甘无降，寒无浮，热无沉，此升降浮沉之义也。

凡质之轻者上入心肺，重者下入肝肾，中空者发表，内实者攻里，枝者达四肢，皮者达皮肤，用心与干者内行脏腑，枯燥者入气分，润泽者入血分，此上下内外各以其类相从也。

凡色青味酸气臊性属木者，皆入足厥阴肝、足少阳胆经；色赤味苦气焦性属火者，皆入手少阴心、手太阳小肠经；色黄味甘气香性属土者，皆入足太阴脾、足阳明胃经；色白味辛气腥性属金者，皆入手太阴肺、手阳明大肠经；色黑味咸气腐性属水者，皆入足少阴肾、足太阳膀胱经，十二经中，唯手厥阴心包、手少阳三焦经，无所主，其经通于足厥阴肝，少阳与厥阴主血，诸药入厥阴血分者，并入心包络，少阳胆主气，诸药入少阳气分者，并入三焦命门相火，散行于胆与三焦，则心包络，故入命门，并入三焦，此诸药入诸经之部分也。

人之五脏应五行，金木水火土，子母相生。经曰："虚则补其母，实则泻其子。又曰：子能令母实，如肾为肝母，心为肝子，故入肝者，并入肾与心，肝为心母，脾为心子，故入心者，并入肝与脾，心为脾母，肺为脾子，故入脾者，并入心与肺，脾为肺母，肾为肺子，故入肺者，并入脾与肾，肺为肾母，肝为肾子，故入肾者，并入肺与肝，此五行相生，子母相应之义也。"

凡药各有形性气质，其入诸经，有因形相类者，有因性相从者，有因气相求者，有因质相同者，自然之理，可以意得也。有相须者，同类而不可离也，为使者，我之佐使也，恶者，夺我之能也，畏者，受彼之制也，反者，两不可合也，杀者，制彼之毒也，此异同之义也。

肝苦急，急食甘以缓之，肝欲散，急食辛以散之，以辛补之，以酸泻之，心苦缓，急食酸以收之，心欲软，急食咸以软之，用咸补之，以甘泻之，脾苦湿，急食苦以燥之，脾欲缓，急食甘以缓之，用苦泻之，以甘补之，肺苦气上逆，急食苦以泄之，肺欲收，急食酸以收之，用酸补之，以辛泻之，肾苦燥，急食辛以润之，开腠理，致津液，通气也，肾欲坚，急食苦以坚之，用苦补之，以咸泻之，此五脏补泻之义也。

酸伤筋，辛胜酸，苦伤气，咸胜苦，甘伤肉，酸胜甘，辛胜皮毛，苦胜辛，咸伤血，甘胜咸，此五行相克之义也。

辛走气，气病无多食辛，咸走血，血病无多食咸，苦走骨，骨病无多食苦，甘走肉，肉病无多食甘，酸走筋，筋病无多食酸，此五病之所禁也。

多食咸，则脉凝泣而变色，多食苦，则皮槁而毛拔，多食辛，则筋急而爪枯，多食酸，则肉胝皱而唇揭，多食甘，则骨痛而发落，此五味之所伤也。

风淫于内，治以辛凉，佐以苦甘，以甘缓之，以辛散之，热淫于内，治以咸寒，佐以甘苦，以酸收之，以苦发之，湿淫于内，治以苦热，佐以酸淡，以苦燥之，以淡泄之，火淫于内，治以咸冷，佐以苦辛，以酸收之，以苦发之，燥淫于内，治以苦温，佐以甘辛，以苦下之，寒淫于内，治以甘热，佐以苦辛，以咸泻之，以辛润之，以苦坚之，此六淫主治，各有所宜也。

凡用药，有生用，有熟用，熟用者，须要先将生药，俟制焙毕，然后秤用，不得生秤，为因药有湿润，分量增多，须要燥干，乃秤之，则分量平均。

凡用酒制升提，姜制温散，盐走肾而软坚，醋注肝而收敛，童便除劣性而降下，米泔去燥性而和中，乳润枯生血，蜜甘缓益元，陈壁土，借土气以补中州，面煨曲制，抑酷性勿伤上膈，黑豆甘草汤，渍并解毒，致令平和，羊酥猪脂涂烧，咸渗骨容易脆断，去穰者免胀，去心者除烦，此制治各有所宜也。

用药有宜陈久者，有宜精与新者，如南星、半夏、麻黄、大黄、木贼、棕榈、芫花、槐花、荆芥、枳实、枳壳、橘皮、香栾（佛手柑）、山茱萸、吴茱萸、燕窝、蛤蚧、砂糖、壁土、秋石、金汁、石灰、米、麦、酒、酱、醋、茶、姜、芥、艾、墨、蒸饼、陈皮、诸曲、诸胶之类，皆以陈久者为佳，或取其烈性减，或去其火气锐，馀则俱宜精与新，若陈腐而欠鲜明，则气味不全，服之必无效。唐耿讳诗云："朽药误新方，正谓是矣。"用药品有新陈之别，效与不效，所觉悬殊，合乎新与陈之药，如用之，各得其宜也。始初发明每一种药之时，或因偶然所食，得以治愈，病者安适，或因穷乡僻巷，无药救治，偶然所用，服后舒畅，合乎病者的病而治愈，继续使用，屡试屡验，然后显树其功用，先著其气味形色，次著其所入经络，又著其主治之证。凡临症之时，须要察脉之虚实，审症之轻重，药配君臣佐使，治分老幼强弱，用药得宜，方能万全。

第二节　治伤要药

（1）止痛用乳香、没药、田三七、制马泉。

（2）散瘀用桃仁、红花、苏木、血见愁。

（3）消肿用白芷、防风、蒲黄、商陆、泽兰。

（4）安神用琥珀、人参、珍珠、茯神。

（5）祛风用艾叶、羌活、独活、荆芥、侧柏叶。

（6）接骨用自然铜、无名异。

（7）续筋用金佛草、枫脂香。

（8）舒筋用续断、夜交藤、宽根藤。

（9）破血用郁金、刘寄奴、姜黄。

（10）活血用当归、川芎、生地黄、赤芍。

（11）止血用地榆、芒种草、龙骨。

（12）积瘀用三棱、延胡索、血竭、卷柏。

（13）坚骨用川加皮、骨碎补。

（14）清瘀用大黄、王不留行、枳实、路路通、月季花。

（15）利气用威灵仙、枳壳、桔梗、砂仁、甘松。

（16）风湿用藁本、豨莶草、仙茅、秦艽、千年健。

（17）生肌用炉甘石、熟石膏、密陀僧。

以药治伤，解除痛苦在求速愈，是故初起受伤，必须迅速治疗，内服、外敷及用手法施治，方为妥善，俾得早日痊愈，又可免贻后患，如果受伤之后，治疗不当，或不能妥善用药与手法治疗，以致日久拖延，又加断续医治，则更难恢复健康，甚至成为痼疾矣。

若有重伤，须要立即用药治疗，方为妥善，如果见到折骨和脱骱，诊治不精，甚至拖延日久，以致肌肉筋膜，皆受损坏，四肢懈惰，精神颓丧，肌肉紫黑，肿胀疼痛，日夜呻吟等，若遇此等病症，敷治稍难，须要先用手法整理骨骱齐整，然后用药敷治，则为妥善，俾能解除伤者痛苦，且可避免留有后遗。若有血管破裂，以致血流肌脏，存为败血，败血留内，甚至腹中胀满，不得前后，应先饮利药以导之，则血行而瘀散，接着调理脏腑，清除积瘀，调和气血，培养精神，庶能解除后患，以免发生痼疾。

第三节　伤科用药歌诀

归尾兼生地，蒲黄赤芍基，四味皆为主，加减任迁移。
乳香并没药，止痛屡用之，骨折铜名异，碎补易奔驰。
头上加羌活，防风白芷宜，转筋需急治，杏仁应累累。
胸中疗枳壳，枳实牡丹皮，脘下凭桔梗，菖蒲厚朴剂。
筋伤金佛草，藁本豨莶随，背脊用乌药，灵仙妙可施。
两手加川断，五加连桂枝，宽根藤起步，虎胶艾叶资。
两胁柴胡进，胆草紫荆医，仙茅与故纸，杜仲入腰肢。
小茴木香服，腹痛治无疑，大便若阻隔，大黄枳实推。
小便如闭塞，车前木通司，逢伤实及肿，泽兰效最奇。
倘然伤股胫，牛膝木瓜知，膝髌常蓄水，商陆治平夷。
内伤方配合，饮酒贵盈卮，破伤风欲发，南星白芷持。
天麻白附子，羌活防风辞，宁麻灰止血，桃仁瘀毒追。
红花不可少，血竭也难离，安神珠琥珀，三七可扶危。
此方无限好，编成一首诗，平时应熟记，临床免皱眉。

第四节　内服药经验方

★**第一号：跌打镇痛丹**

功效：通经活络，健魂止痛，去瘀生新。

主治：专治因跌、打、撞、压、击、捆、殴、捶等各种受伤以致昏迷不醒者。

服法：0.12g 以酒灌之，不饮酒者，开水冲服。

组成：

制番土鳖子 15g	乳香 6g	血竭 9g	琥珀 9g
田七 9g	金边土鳖虫 9g	麝香 1.5g	牙皂 3g
细辛 2g	朱砂 3g		

共研极细末，每服 0.12g，每日病重多至 5 服。

★**第二号：逐瘀胜金丹**

功效：通经活络，通导血脉，推陈逐瘀。

主治：历年久伤，全身骨痛，四肢麻木，蓄瘀坚硬等症。

服法：内服此丹 0.3g。

组成：

土鳖虫 30g	水蛭 15g	桃仁 30g	没药 30g
月季花 30g	蛰螨 15g	红花 28g	乳香 30g
花乳石 30g	蛰虻 15g	三七 30g	琥珀 30g
川麝香 3g	蛴螬 15g	大黄 30g	血竭 30g

药共研极细末，每服 0.3g。

★**第三号：清瘀止痛丸**

功效：顺气止噎，去瘀生新，活血止痛。

主治：跌打撞压，各种受伤，瘀血奔心，呕血吐血，咳嗽气逆，胸伤肋折，皮肤紫黑，浮肿疼痛等症。

服法：共研细末，老蜜为丸，每服 3g，早、晚 2 服。

组成：

刘寄奴 30g	荆芥 45g	红花 30g	琥珀 30g
土鳖虫 30g	当归 30g	苏木 30g	血竭 30g
田三七 30g	川芎 30g	桃仁 30g	桔梗 90g

★第四号：去瘀通经丸

功效：去瘀，通导血脉，齐陈生新。

主治：跌打撞压，久瘀未清，腹凝癥瘕，风雨作痛，新伤血块。

服法：共研细末，老蜜为丸，每服 3g，早、晚 2 服。

禁忌：妊娠女性忌服。

组成：

血见愁 30g	桃仁 30g	琥珀 30g	生卷柏 60g
田七 30g	路路通 60g	红花 30g	当归 90g
荆芥穗 45g	续断 60g	刘寄奴 90g	泽兰 45g
延胡索 60g	王不留行 60g		

★第五号：久伤风痛丸

功效：去瘀生新，疏通经络，祛风阻痹。

主治：跌打撞压，受伤日久，阻塞经络，贼风趁虚而入，深入骨髓，专治肩背腰四肢刺痛如割，小儿麻痹。

服法：共研细末，老蜜为丸，每服 3g，早、晚 2 服。

组成：

石菖蒲 24g	桂枝 15g	川芎 18g	木香 15g
川乌 18g	石楠叶 30g	白芷 15g	紫苏叶 12g
麻黄 12g	草乌 18g	牛蒡子 18g	佛手 15g
细辛 12g	皂荚 12g	黄柏 15g	威灵仙 12g
全蝎 6g	独活 18g	羌活 18g	甘草 12g
法半夏 18g	大黄 15g	乳香 15g	没药 15g
贯众 15g	制天南星 18g	黄芪 15g	三棱 24g
莪术 24g	秦艽 30g		

★ **第六号：消水退肿丸**

功效：消水退肿，长肉生肌。

主治：久伤蓄瘀，血脉不通，脚膝股腹浮肿。

服法：共研细末，老蜜为丸，每服 3g，早、午、晚 3 服。

组成：

白芥子 9g	豨莶草 6g	木瓜 9g	防己 9g
槟榔 6g	鹿角霜 30g	金沸草 9g	紫苏子 9g
桑陆 15g	泽兰 9g	千年健 6g	川加皮 9g
续断 9g	藁本 6g		

★ **第七号：伤科清导丸**

功效：排除积瘀，由大肠而出，瘀血清除。

主治：跌打撞压，伤及脏腑，脏腑血出，大肠蓄瘀，以致内热胸闷。

服法：共研细末，老蜜为丸，每服 3g，早、午、晚 3 服。

组成：

泽兰 9g	木瓜 9g	赤芍 9g	当归 9g
郁李仁 9g	桔梗 9g	莲须 15g	桃仁 9g
大黄 9g	月季花 9g		

★ **第八号：活血止痛丸**

功效：活血止痛，去瘀生新，顺气止痛，活血通经。

主治：跌打撞压各种受伤，男则血气亏损，女则妊娠在身，用散瘀不能，浮肿疼痛等症。

服法：共研细末，老蜜为丸，每服 3g，早、晚 2 服。

组成：

桑寄生 90g	当归 120g	生地黄 90g	羌活 60g
藕节 60g	蒲黄炭 30g	川芎 30g	秦艽 30g
荆芥 60g	泽兰 60g	益母草 90g	赤芍 60g
高丽参 30g	杜仲 60g	续断 60g	田三七 30g
苏木 30g	小蓟 30g	大蓟 30g	

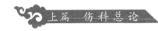

★ **第九号：腰脊寒痛丸**

功效：调补肝肾，通导血脉，活血祛风，除寒定痛。

主治：腰痛久留未愈，肝肾亏损，以致筋骨酸痛，浑身麻木。

服法：共研细末，老蜜为丸，每服3g，早、晚2服。

组成：

干地黄120g	杜仲240g	当归120g	丹参120g
鹿角霜180g	独活120g	川芎120g	狗脊150g
上玉桂60g	续断120g	延胡索120g	秦艽120g

★ **第十号：腰脊酸痛丸**

功效：通导血脉，去瘀生新，清热止痛，利关节，坚筋骨。

主治：骨蒸劳热，酸痛日重夜轻，久而不愈，肌肉消瘦。

服法：共研细末，老蜜为丸，每服3g，早、晚2服。

组成：

宽根藤90g	月季花30g	牡丹皮90g	桃仁30g
黄柏60g	伸筋草90g	地骨皮120g	白鲜皮120g
红花30g	知母90g	丝瓜络90g	延胡索30g
田三七30g	苏木30g	草薢90g	

★ **第十一号：舒筋活络丸**

功效：调和气血，活血舒筋。

主治：气血亏损，伤及脏腑，瘀血内攻，浸渍筋骨，久则枯痿。

服法：共研细末，老蜜为丸，每服3g，早、晚2服。

组成：

菟丝子90g	当归120g	续断90g	紫苏子30g
荆芥30g	旋覆花60g	桔梗90g	丹参90g
茺蔚60g	生地黄120g	川加皮90g	泽兰30g
秦艽60g	苏木30g	卷柏30g	延胡索90g
香附90g	川芎60g		

★**第十二号：伤科大补丸**

功效：调补气血，培养精神，舒筋壮骨，祛风止痛，清瘀破积，健脾开胃，强健身体。

主治：男女老幼，诸伤劳损，气血亏损，饮食难进，脚膝无力等症。

服法：共研细末，老蜜为丸，每服3g，早、晚2服。

组成：

人参12g	当归30g	藁本15g	续断30g
黄芪15g	白术15g	川芎12g	田七6g
川加皮30g	荆芥9g	茯神12g	赤芍9g
琥珀6g	桔梗15g	泽兰9g	甘草6g
熟地黄30g	血竭6g	延胡索15g	地榆9g

★**第十三号：劳伤咳血丸**

功效：清瘀止血，润肺止咳，祛痰定喘，退劳热，为止血清瘀之要药。

主治：跌打撞压，久伤积瘀，以致咳血咯血，全身酸痛，遂成劳伤吐血之症。

服法：共研细末，老蜜为丸，每服3g，早、晚2服。

组成：

郁金9g	款冬花9g	地榆9g	甘草6g
卷柏3g	荆芥3g	天竺黄6g	桔梗9g
蒲黄6g	百合9g	川贝母6g	侧柏叶6g
藕节9g	白及9g	琥珀9g	血竭6g
田三七12g	葶苈9g	苏子3g	防风3g

★**第十四号：固肾五痛丸**

功效：舒筋活血，驱风定痛，强腰肾，壮筋骨，治疗腰痛的良药。

主治：久伤腰痛，下注脚膝，行履不能，筋骨拘急，不能屈伸，不能久立。

服法：共研细末，老蜜为丸，每服3g，早、晚2服。

组成：

蛇床子 30g	地肤子 18g	藁本 18g	仙茅 15g
续断 24g	刘寄奴 24g	豨莶草 18g	泽兰 12g
艾叶 18g	三棱 30g	白鲜皮 30g	川加皮 24g
独活 18g	杜仲 30g	枸杞子 30g	宽根藤 30g
千年健 12g	木瓜 24g	当归 15g	川芎 9g
益母草 18g	田三七 15g		

★第十五号：辞劳灭菌丸

功效：清热消积，杀虫灭菌。

主治：积劳骨伤，伤久内热，热蕴久则生虫，如蚂蚁在身上爬动，精力亏损，日日消瘦。

服法：共研细末，老蜜为丸，每服 3g，早、晚 2 服。

组成：

白芥子 3g	款冬花 9g	威灵仙 2g	木香 3g
郁金 9g	田三七 3g	君子肉 3g	芦荟 2g
雷丸 3g	贯众 6g	荆三棱 5g	蓬莪术 5g
琥珀 3g	桔梗 9g	山楂 6g	川黄连 2g
法半夏 3g			

★第十六号：琥珀肾气丸

功效：清瘀活血，顺气化痰，通经络，开九窍，安眠定喘，行水退肿，为伤科止咳之要药。

主治：跌打受伤，又感受风寒，以致肺气胀满，咳嗽气急，痰涌，夜不安。

服法：共研细末，老蜜为丸，每服 3g，早、晚 2 服。

组成：

麻黄 15g	杏仁 45g	葶苈 60g	琥珀 30g
射干 21g	桔梗 9g	紫苏子 30g	桃仁 30g
白及 30g	郁金 90g	枳壳 30g	甘草 30g

★**第十七号：生肌炼雄丸**

功效：搜肝风，杀百虫，强脾去湿，攻毒灭菌，长肉生肌，健筋愈骨。

主治：风中百节，积聚癖块，肌肉腐化，脓水久流卧不离席。

服法：遵古炮制，每 3g 可做丸 40 粒，每服 1 粒。

组成：纯雄黄。

★**第十八号：骨愈石硫丸**

功效：除积瘀，坚筋骨，暖腰膝，除脚冷，暖胃壮阳，杀虫化瘀，定痛生肌。

主治：专治骨痨痰注，久流脓水，脾胃虚寒，下元亏损。

服法：遵古炮制，每 3g 可做丸 40 粒，每服 1 粒。

组成：石硫黄。

第五节　外用药经验方

★**第一号：伤科接骨药散**

功效：接骨续断。

主治：跌打折骨，无论断折一段或数段，外敷功效最灵。

用法：用酒少许、蜜糖和开水将此散调匀敷贴，每日一换，贴至六七日，按折骨平整，续贴八九日，逐渐接合，续贴到 20 日，骨折处愈合。

主要组成：

自然铜 500g	马钱子 250g	续断 500g	虎骨（代）250g
降香 100g	川加皮 500g	三七 250g	白及 100g
骨碎补 500g			

★**第二号：伤科镇痛药散**

功效：消肿止痛，解除化脓。

主治：跌打撞压，各种受伤，肌肉紫黑，红肿疼痛。

用法：用高粱酒少许与开水和蜜糖，将此散调匀敷贴；眼球受伤用蜜糖开贴。

主要组成：

自然铜 500g　　无名异 500g　　丁香 500g　　当归 500g
生地炭 250g　　荆芥炭 250g　　没药 500g　　乳香 500g
白及 250g　　　马钱子 500g　　田三七 250g　　刨花 250g
地龙 500g

★ 第三号：伤科解毒药散

功效：消肿止痛，解毒祛瘀。

主治：跌打挫伤，积瘀不化，红肿疼痛。

用法：用高粱酒少许与开水加蜜糖将此散调匀敷贴。

组成：

天花粉 500g　　栀子 250g　　　独活 250g　　红花 250g
白芷 1000g　　蔓荆子 500g　　天南星 250g　　半夏 250g
当归 500g　　　丁香 250g　　　浙贝母 500g　　乳香 500g
没药 500g　　　白及 500g　　　桃仁 500g　　马钱子 500g
刨花 250g

★ 第四号：跌打久伤药散

功效：消肿止痛，用于陈年老伤。

主治：跌打撞压，陈年老伤，遍身疼痛，四肢麻痹，骨节酸痛等。

用法：共研药散用高粱酒与开水和蜜糖开贴（用治新伤常有反应）。

组成：

闹羊花 120g　　天南星 60g　　半夏 60g　　姜黄 90g
泽兰 60g　　　五加皮 120g　　川乌 60g　　草乌 60g
蒲黄 90g　　　防风 60g　　　当归尾 60g　　独活 90g
甘遂 60g　　　红花 90g　　　三棱 90g　　败酱草 120g
乳香 120g　　　没药 120g　　广骨碎补 120g　　大黄 120g
续断 90g　　　马钱子 120g　　刨花 120g　　大戟 60g
千金子 90g　　血见愁 60g　　莪术 90g　　白芷 60g
白及 120g　　　细辛 90g　　　牙皂 60g　　甘松 60g

丁香 90g

★ **第五号：伤科散瘀药散**

功效：消肿止痛，祛瘀破坚。

主治：跌打撞压，肌肉红肿坚实，或已成败血症。

用法：用高粱酒少许与开水加蜜糖将此散调匀敷贴。

组成：

归身 120g	赤芍 150g	延胡索 120g	茺蔚子 120g
牡丹皮 120g	川芎 90g	红花 120g	蒲黄 180g
败酱草 120g	留行子 120g	射干 120g	羌活 120g
独活 120g	血见愁 120g	白杨皮 180g	大黄 240g
马钱子 240g	苏木 240g	大、小蓟各 60g	花乳石 120g
丁香 90g	秦艽 120g	莪术 120	茜草根 120g
刘寄奴 120g	藁本 120g	白芷 120g	三棱 120g
石南药 120g	鬼箭羽 120g	荆芥 120g	续断 120g
桔梗 180g	侧柏叶 120g	千金子 120g	白及 240g
刨花 240g			

★ **第六号：少年安骱药散**

功效：安骱消肿止痛。

主治：少年血旺，跌伤致脱离骨骱。

用法：用开水和蜜糖或加高粱酒少许，开此散调匀敷贴，小儿肌肉柔嫩不可用高粱酒敷贴，恐防皮肤红肿，以轻柔手术安回骱骨，将此散敷贴。

组成：

血见愁 120g	透骨草 120g	白芷 120g	独活 90g
甘松 60g	五加皮 120g	马钱子 120g	红花 120g
秦艽 120g	黄柏 120g	落得打 120g	广骨碎补 120g
荆芥 120g	绿豆 240g	大黄 240g	生卷柏 120g
桑寄生 120g	续断 120g	白及 150g	刨花 150g

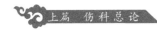

粉蒲黄 120g　　　金沸草 120g　　　石膏 240g

第七号：舒筋活络药散

功效：舒经活络，消肿破坚，解除麻痹。

主治：骱骨移侧，久未能复回原位，见麻木痹痛等症。

用法：用高粱酒少许与开水加蜜糖将此散调匀敷贴。

组成：

血见愁 300g	透骨草 150g	白芷 300g	独活 150g
甘松 150g	败酱草 150g	五加皮 300g	栀子 150g
红花 90g	薄荷 90g	伸筋草 150g	落得打 300g
防风 150g	荆芥 150g	续断 300g	石南叶 150g
刘寄奴 150g	羌活 90g	秦艽 300g	白及 240g
臭梧桐 300g	锦大黄 300g	刨花 300g	

第八号：舒筋接骨药散

功效：消肿止痛，接骨续断。

主治：用于骨裂、骨碎、骨折，可续回原状。

用法：用高粱酒少许与开水加蜜糖将此散调匀敷贴。

组成：

广骨碎补 4kg	自然铜 3kg	续断 3kg	大黄 2kg
马钱子 4kg	五加皮 4kg	无名异 3kg	独活 2kg
白及 2kg	刨花 1.5kg		

第九号：伤科安骱药散

功效：止痛消肿，祛瘀生肌，生长骨膜，强壮筋骨，保护骨骱坚固。

主治：用于脱离骨骱，用手术将骨骱安回原位诸症。

用法：用高粱酒少许与开水加蜜糖，将此散调匀敷贴。

组成：

广骨碎补 3kg	自然铜 3kg	大黄 4kg	独活 4kg
防风 2kg	五加皮 2.5kg	无名异 3kg	丁香 1kg

乳香 0.5kg	绿豆 4kg	血见愁 1kg	马钱子（炒）4kg
泽兰 2kg	没药 0.5kg	白及 2kg	刘寄奴 2kg
川续断 2.5kg	蒲黄 2kg	红花 0.5kg	刨花 1.5kg

★第十号：伤科消肿药散

功效：消肿止痛，健骨壮筋。

主治：跌打撞压，皮肤红肿，有骨裂之候。

用法：用高粱酒少许与开水加蜜糖，将此散调匀敷贴。

组成：

石南叶 120g	商陆 120g	独活 120g	甘松 120g
牛蒡子 120g	地肤子 120g	防风 120g	川芎 120g
荆芥 120g	蝉蜕 120g	臭梧桐 180g	骨碎补 120g
三棱 120g	丁香 120g	桑寄生 120g	刘寄奴 240g
川乌 120g	泽兰 180g	莪术 120g	地骨皮 120g
千年健 60g	大黄 240g	续断 240g	白芷 180g
三七根 120g	威灵仙 240g	细辛 60g	蒲黄 240g
白及 240g	当归尾 120g	马钱子 240g	姜黄 120g
刨花 120g			

★第十一号：伤科止血药散

功效：止血生新。

主治：内伤出血，和眼耳齿鼻舌五窍出血。

用法：内伤吐血开水冲服，外伤流血，将此散掺在伤口，用纱布包扎。

组成：

生姜炭 120g	荆芥炭 120g	蒲黄炭 180g	山栀炭 240g
生地黄炭 300g	赤芍炭 120g	川芎炭 120g	当归炭 180g

★第十二号：名龙止血药散

功效：止血生肌。

主治：刺伤和刀伤，跌打撞压，各种破伤，皮肤出血。

用法：血流如注，将此掺之掩之，用此散掺落伤口，用纱布包扎。

组成：

无名异 100g　　　龙骨 100g　　　地榆 100g　　芒种草 100g

★第十三号：伤科解毒药膏

功效：消肿止痛，生肌长骨，舒畅筋络。

主治：跌打撞压，肌肉受伤，或皮肤结毒，瘙痒红肿疼痛。

用法：将此膏药敷贴伤处，4 日一换，贴至痊愈。

组成：

川连 18g	黄柏 30g	浙贝 30g	甘草 12g
牛蒡子 30g	三棱 18g	莪术 18g	川乌 18g
黄芪 30g	马钱子 30g	虎骨（代）30g	独活 30g
麻黄 30g	大黄 12g	生天南星 30g	细辛 12g
白芷 18g	红花 9g	薄荷 12g	生半夏 30g
当归 30g	威灵仙 18g	生油 1.5kg	

★第十四号：跌打风湿药散

功效：消肿止痛，散瘀活血，舒筋接骨。

主治：跌打撞压，踢伤车伤，腰酸麻木，风湿骨痛，鹤膝积水，骨劳等症。

用法：将此膏药敷贴伤处，4 日一换，贴至痊愈。

组成：

血见愁 90g	泽兰 30g	大黄 45g	细辛 30g
栀子 45g	闹羊花 120g	当归 45g	姜黄 45g
续断 45g	骨碎补 60g	白芷 45g	甘松 90g
丁香 45g	红花 30g	马钱子 120g	桃仁 30g
独活 45g	蒲黄 60g	地龙 120g	荆三棱 45g
天南星 45g	半夏 45g	草乌 45g	川乌 45g
川加皮 60g	莪术 45g	乳香 60g	没药 60g

生油 5kg   防风 30g

★第十五号：伤科解凝药膏

功效：通导血脉，消瘀止痛，化坚。

主治：跌打撞压，各种受伤，肿胀坚硬，腰酸肋痛。

用法：将此膏药敷贴伤处，4日一换，贴至痊愈。

组成：

穿山甲 30g	甘松 30g	川乌 30g	天南星 45g
半夏 45g	山慈菇 30g	黑丑 30g	皂荚 18g
细辛 18g	大黄 30g	闹羊花 30g	藿香 30g
威灵仙 30g	紫苏叶 30g	薄荷 30g	血见愁 30g
当归 60g	三棱 30g	莪术 30g	乳香 30g
生乌头 45g	麻黄 30g	地龙 30g	何首乌 30g
丁香 30g	穿破石 30g	没药 30g	黄芪 30g
川连 30g	黄柏 30g	牛蒡子 30g	川芎 30g
白芷 30g	羌活 30g	姜黄 30g	马钱子 60g
防风 30g	红花 30g	甘草 30g	蒲黄 30g
浙贝母 30g	独活 30g	生油 4.5kg	

★第十六号：伤科追风药膏

功效：祛风湿，止痛。

主治：跌打撞压，各种受伤，深入筋骨，瘀血阻塞经络，血脉凝泣，风痹酸痛之症。

用法：用蛇三条，将药油煎熬熛透去渣滓，用此膏药敷贴伤处，4日一换，贴至痊愈。

组成：

宽根藤 30g	木瓜 30g	桂枝 30g	熟地黄 30g
红花 30g	千年健 30g	川芎 30g	羌活 30g
木香 30g	陈皮 30g	当归头 30g	牛膝 30g
草薢 30g	茅根 30g	续断 30g	木防己 30g

独活 30g　　　没药 30g　　　防风 30g　　　乳香 30g

广桂目 30g　　　生油 2kg

参 考 文 献

[1] 战国·秦越人.难经.北京：人民卫生出版社,2013.

[2] 唐·王冰.黄帝内经.北京：中医古籍出版社,2003.

[3] 明·陆师道.正体类要·序.北京：人民卫生出版社,2006.

[4] 汉·张仲景.伤寒论.北京：人民卫生出版社,2005.

[5] 晋·葛洪.抱朴子.上海：上海古籍出版社,2018.

[6] 清·汪昂.本草备要.北京：人民卫生出版社,2005.

[7] 清·吴仪络.本草从新.北京：中国中医药出版社,2013.

[8] 明·异远真人.救伤秘旨跌损妙方.上海：上海科学技术出版社,1984.

第5章 伤科固定与器具

夹板固定是中医骨伤治疗的又一特色，复位和固定技术直接影响治疗效果，是反映骨伤科医师治疗水平的标志性技术。历代骨伤科医师都非常重视复位、固定技术。当时骨折的复位与固定，没有现今的诸多的辅助检查和治疗方法，主要依靠手法复位与外固定，余子贞先生对骨折的复位与固定技术有独到的认识，在治疗骨折复位与固定时提出以下要点。

1. 动作轻柔　骨折复位时要手法轻柔，特别是初伤骨折，骨伤锋锐，易伤肌肉筋膜，施用手法时不可乱插，避免继发性损伤。

2. 先消肿后复位　先将折骨简单拉整齐，便可敷药消肿，早期用夹板暂时固定，并不强调完全复位，肿胀消退后再复位。

3. 计日施治　骨折复位时间选择在1周左右，骨折六七日后，骨折处有黏液性的胶质流出，此时骨折伤口锋利消失，再进一步整复骨折，可能按摩折骨骨干平整，以免有高低凹凸歪斜，又不致伤及肌肉筋膜，计90日之时，折骨可能黏合，20日折骨生实愈合坚固，可能举重。年老者时日加倍，方能愈合。

4. 固定可靠　骨折复位后使用夹板或其他器具包扎固定，固定要可靠，松紧适宜，太紧易出水疱，太松则骨折动摇，痛苦非常。

5. 中药外用　敷药应保持干燥，避免敷药过湿引起皮肤反应。如果有皮肤反应，应以药粉及时处理，常用皮肤反应药粉：生石膏30g，大黄12g，绿豆24g，黄柏6g（研细末用）。

治疗骨伤疾病，余子贞先生特别重视骨与关节的解剖结构和功能。复位时，强调体位的重要性，通常让患者平卧或端坐，以便复位时左右对比，有利于判断骨折是否解剖复位。固定时，强调器具的重要和固定的可靠性。固定骨折时除用夹板外，灵活采用各种有利于骨折固定方法。他认为骨与关节的形态各异，是人类进化的结果，骨的形态都和其功能密切相关，因此，骨伤治病，应根据受伤部位，采用不同的器具固定，由此可知器具的重要。常用的器具有胶布、多头带、夹板、纸质垫、髌骨环、沙袋、固定床、足架等，还自制了多种超关节固定支具。固定时，先敷药裹实，以消除部分骨的形态的影响，增加夹板的接触面积，提高夹板固定的稳定性。固定既要可靠，又要有利于关节活动。对关节部位使用胶布、多头带、超关节夹板、沙袋等方法固定。这些固定理念既强调固定器具的重要，又采用外敷中药等方法部分消除夹板塑型差等缺点。此固定技巧对现今骨折非手术治疗都有一定的指导意义。

编者按：余子贞先生尊崇先进技术，如 X 线检查和手术治疗等当时的先进技术，能辅助手法之所不逮也。主张积极引进先进技术，克服传统治疗的不足。

骨伤治疗理念日新，随着骨科医师对骨与关节的解剖和功能、生物力学等知识的认识的深入，骨科医师对骨折的损伤机制和固定原理有了更好的了解。现今骨科医师远比余子贞先生前辈幸福得多，所能获得的骨折固定手段多样、简便，可根据骨折的要求选用不同的固定方法，并能保证固定效果。既有外固定，又有内固定，无论是内固定和外固定又有多种固定的器具和方法。骨折外固定的器具除夹板等常用器具外，有可塑型的石膏、高分子材料石膏、各类支具等，内固定材料亦有钢板、螺钉、髓内钉等多种器具。这些固定器具的发展，为骨折的治疗提供了便利，并保证骨折固定的可靠性，也提高了患者的舒适性。仍有骨伤科医师者，只识夹板的优越性，不顾固定器具和固定方法的发展，片面强调应用夹板的传统，不识前辈之苦，只泥古法，不思变通，实不可认同也。

参 考 文 献

明·陆师道.正体类要·序.北京：人民卫生出版社，2006.

下篇

伤科各论

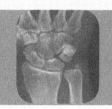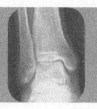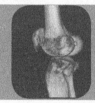

第6章 上肢骨折

第一节 锁骨骨折

一、概述

锁骨是上肢与躯干连接的支撑骨,是上肢与肩胛骨的支架骨,细长而弯曲,由于上肢活动大,锁骨容易发生骨折,骨折后多有移位,痛苦非常。锁骨位置表浅,易发生骨折。

二、解剖及应用

锁骨干较细,呈"S"形。内侧半弯凸向前,外侧半弯凸向后。内端与胸骨相连构成关节,外侧与肩峰相连构成肩锁关节,横架于胸骨和肩峰之间,是肩胛带与躯干唯一联系支架。骨折好发于锁骨中段。因肌肉牵拉和肢体重力骨折断端重叠移位。近端受胸锁乳突肌牵拉向上,远端因上肢重量及胸大肌牵拉向下,向前及向内移位。

三、临床诊断

1.临床表现 有肩部外侧或手掌先着地跌倒史,因锁骨位置表浅,骨折后局部肌肉痉挛、肿胀、疼痛、压痛均较明显,或有畸形,可摸到移位的骨折断端。伤肩下沉并向前内倾斜,上臂贴胸不敢活动,健手托扶患侧肘部,以减轻上肢重量牵拉引起的疼痛。幼儿多为青枝骨折,皮下脂肪丰富,畸形不明显,因不能自述疼痛位置,只有啼哭表现,但患儿头多向患侧偏斜,颌部转向健侧,此为临床诊断特点之一。

2.影像学检查 肩关节正位X线片可显示骨折类型和移位方向(图6-1)。

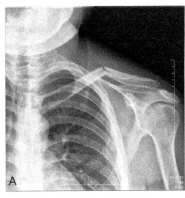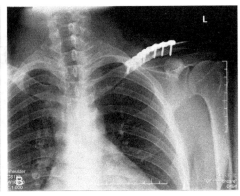

图 6-1 锁骨中段骨折

A. 左锁骨中段骨折；B. 左锁骨中段骨折术后

四、骨折分型

最为广泛使用的分型是 Allman 分型。该分型非常简单易用。将锁骨分为内侧、中段和外侧，Ⅰ型骨折为锁骨中段骨折，发病率最高；Ⅱ型骨折为外侧或远端 1/3 骨折，骨折不愈合的发病率最高；Ⅲ型骨折为内侧骨折，移位和骨折不愈合均少见。

Neer 根据锥状韧带和斜方韧带的完整性将锁骨骨折分为两种基本类型。Ⅰ型骨折的韧带完整，骨折移位少，大部分锁骨远端骨折属于这一类型。当锁骨远端骨折累及肩锁关节时，可能造成远期退变，此时可能产生症状。在Ⅱ型骨折中，韧带从骨折内侧端撕脱，斜方韧带也可能与远端骨折块相连。Neer 认为，在这种情况下，上肢本身的重量可导致骨折向下移位，胸大肌、胸小肌和背阔肌牵拉上肢和远端骨折块向内侧移位；肩胛骨的牵拉使骨折块旋转移位；斜方韧带牵拉内侧骨折块向后移位。

Craig 提出了 Allman 分型的改良版，这种分型体系更为细致，并吸收和扩展了 Neer 关于锁骨远端骨折的分型：1 型骨折为锁骨中段骨折；2 型骨折为外侧 1/3 骨折，其中又分为数个亚型。亚型 Ⅰ 为轻微移位骨折，亚型 Ⅱ 为位于喙锁韧带内侧的移位骨折。亚型 Ⅱ 还可根据韧带的损伤程度分为 Ⅱ A 型和 Ⅱ B 型。在 Ⅱ A 型中，锥状韧带和斜方韧带均与外侧骨块相连。在ⅡB型中，锥状韧带撕裂，斜方韧带仍有连接。亚型Ⅲ为累及肩锁关节的骨折，亚型Ⅳ主要为骨膜撕脱骨折，仅发生于儿童。亚型Ⅴ是粉碎性骨折，韧带所连接的骨块为锁骨内侧端骨折，可根据移位程度、粉碎程度、是否累及关节和骨骺分离情况分为5个亚型。

五、治疗原则

（一）非手术治疗

幼儿青枝骨折用三角巾悬吊即可，有移位骨折用"8"字绷带固定1～2周。少年或成年人有移位骨折，手法复位后再"8"字石膏固定。

1. **手法复位** 可在局部麻醉下进行。患者坐在木凳上，挺胸抬头，双手叉腰，术者将膝部顶住患者背部正中，双手握其两肩外侧，向背部徐徐牵引，使之挺胸伸肩，此时骨折移位即可改善，如仍有侧方移位，可用捺正手法矫正。复位后纱布棉垫保护腋窝，用绷带缠绕两肩在背后交叉呈"8"字形，然后用石膏绷带同样固定，使两肩固定在高度后伸、外旋和轻度外展位置。

2. **练功活动** 固定后即可练习握拳，伸屈肘关节及双手叉腰后伸，卧木板床休息，肩胛区可稍垫高，保持肩部后伸。3～4周后拆除。锁骨骨折复位并不难，但不易保持位置，愈合后上肢功能无影响，所以临床不强求解剖复位。

3. **药物治疗** 初期宜活血祛瘀、消肿止痛，可内服活血止痛汤等加减，外敷消瘀止痛膏或双柏散；中期宜接骨续筋，内服可选用新伤续断汤、续骨活血汤，外敷接骨续筋药膏；后期宜养气血、补肝肾、壮筋骨，可内服六味地黄丸等，外贴筋骨壮筋膏。儿童患者骨折愈合迅速，如无兼症，后期不必用药。

（二）手术治疗

1. **手术指征** 锁骨骨折合并神经、血管压迫症状，畸形愈合影响功能，不愈合或少数要求解剖复位者，可切开复位内固定。

2. **手术方式** 切开复位钢板固定。

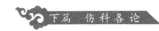

六、余子贞经验

（一）复位与固定

患者端坐在木凳上，双肩摆平（等高），双手握两肩慢慢向后牵引，技者用手指摸索按压复位，平整后先用宽胶布固定，腋下放置保护棉垫，外敷中药后用"8"字绷带固定。

（二）用药治疗

伤科外用药：伤科接骨散外用每日一换，一周检查骨折移位情况，如移位可再次整复，继续散药外敷，更换十三号解毒药膏外敷，5日一换，至无痛止，20日骨折已经纤维连接，继续绑带固定1～2周。

七、编者后语

锁骨作为上肢带与躯干的连接骨，且内、外侧的关节也能提供一定的活动，形象地说，就像航母平台的缆绳中断，只要保持骨的连续性，轻度的移位并不影响以肩胛骨为中心的平台的功能。因此，非手术治疗仍然是一可选有效治疗措施，但存在治疗时间较长，患者舒适度差，以及容易移位造成轻度的外形美观影响。手术治疗能让骨折解剖复位，理论上，无论外形的美观，还是功能恢复更接近生理状态。但如何选择治疗方式，取决于患者对外观和功能的要求，以及应该考虑手术创伤、舒适度和经济等因素的影响，医患应该充分沟通，合理选择治疗方式。

第二节　肱骨外科颈骨折

一、概述

肱骨外科颈骨折是指肱骨解剖颈下2～3cm处的骨折。肱骨外科颈骨折较常见，多见于老年人，女性发病率高。

二、解剖与应用

肱骨外科颈位于解剖颈下方，相当于大、小结节下缘与肱骨干的交界处，为骨松质和骨密质的交界处，是应力上的薄弱点，易发生骨折。紧靠肱骨外科颈内侧有腋神经向后进入三角肌内，臂丛神经、腋动静脉通过腋窝，严重移位骨折时可合并神经血管损伤。

三、临床诊断

1. 临床表现　有跌倒时手掌着地受伤史或直接暴力打击肩部受伤史，伤后局部肿胀、功能障碍、疼痛，有压痛和纵轴叩击痛，上臂内侧可见瘀斑，非嵌插性骨折可出现骨擦音和异常活动。肱骨外科颈骨折好发于老年人，也可见于成年人及儿童。

2. 影像学检查　肩关节 X 线正位、穿胸侧位（或外展侧位）检查可确定骨折类型及移位情况，CT 及三维重建可以更清楚地显示骨折情况（图 6-2）。

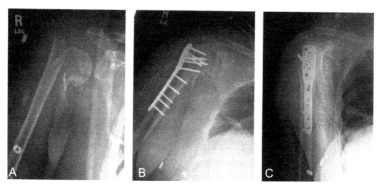

图 6-2　肱骨外科颈骨折

A. 肱骨外科颈骨折；B. 内固定术后正位 X 线片；C. 内固定术后侧位 X 线片

四、骨折分型

（一）分类

1. 无移位型骨折　裂缝骨折和嵌插骨折，伤后肩部疼痛肿胀，瘀斑，肩关节活动障碍，肱骨近端明显压痛，无骨擦感。

2. 外展型骨折　伤肩肿痛，内侧有瘀斑，断端外侧嵌插、内侧分离，向前内侧突起或成角畸形，或远端完全向内侧移位，可有骨擦感，肩关节功能障碍。

3. 内收型骨折　伤肩肿胀，疼痛压痛纵轴叩击痛，可触及骨擦感，断端外侧分离，内侧嵌插，向外侧凸起成角，肩关节功能受限。

4. 外科颈骨折合并肩关节脱位　方肩畸形，肩峰下空虚，在喙突下或腋窝下可扪及肱骨头，伤肩肿痛，功能障碍，患肢不能抬举，肱骨外科颈局部有环形压痛和纵向叩击痛。

(二) Neer 分型

1. Ⅰ型　轻度移位骨折，肱骨上端可为一处骨折（如单一肱骨外科颈骨折、单一大结节骨折或小结节骨折等），也可是多处骨折，即同时有两处或两处以上部位的骨折（如外科颈骨折合并大结节骨折等），但任何一处骨折的移位都不大于 1cm，骨端成角不大于 45°。从病理损伤考虑，这种骨折软组织损伤较轻，或骨端间有紧密的嵌插，骨折比较稳定，一般骨折愈合较快。这种类型骨折占肱骨上端骨折的绝大多数。这种没有明显移位的骨折，由于仍有软组织将骨折块连为一体，因此称为一部分骨折。

2. Ⅱ型　关节段移位骨折按解剖部位命名即为肱骨解剖颈骨折，且骨端间移位大于 1cm 或成角大于 45°。此种骨折肱骨头的血液循环受到破坏，常发生肱骨头缺血坏死。这种一处骨折因有明显的移位（或同时有轻度移位的大、小结节骨折），从而使肱骨头与肱骨干上端形成分离的两部分，因此属于二部分骨折。

3. Ⅲ型　骨干移位骨折从解剖部位命名即为外科颈骨折。骨折移位大于 1cm 或成角畸形大于 45°。单一骨干移位，肱骨上端分成两个分离的部分，因此也属于二部分骨折。如同时再合并一个结节骨折且移位也在 1cm 以上时，肱骨上端分成三个各自分离的部分，因此应属于三部分骨折。如同时合并两个结节的骨折，且均有大于 1cm 的移位，肱骨上端则分成四个各自分离的骨块，即肱骨头、大结节、小结节和肱骨干上端。这种骨折属于四部分骨折。

4. Ⅳ型　大结节骨折且移位在 1cm 以上。大结节有三个面，为冈上肌、冈下肌和小圆肌的附着点。外伤时可造成整个大结节骨折移位，也可为大结节的一个面撕脱骨折。如为部分撕脱骨折且有明显移位时，则说明肩袖有纵行撕裂。如大结节移位骨折同时有外科颈的移位骨折，则关节段骨块由于受负力于小结节的肩胛下肌的牵拉而发生内旋。

5. V型　小结节移位骨折可为单独小结节撕脱骨折，移位在1cm以上，即属二部分骨折。如同时合并有外科颈骨折且有明显移位，则属于三部分骨折。此时关节段由于只受附着于大结节的肩袖牵拉，因此可发生外展、外旋移位。

6. VI型　肱骨上端骨折合并肱盂关节脱位。肱骨上端骨折脱位是指肱骨上端骨折同时合并盂肱关节的真正完全脱位，而不是指肱骨头的旋转移位或关节内的半脱位现象。在二部分或三部分骨折脱位的病例，肱骨头仍可能有一定的血液循环。如发生四部分骨折脱位时，肱骨头血液循环遭受破坏，易造成肱骨头缺血性坏死。

五、治疗原则

无移位型骨折可用四块可塑夹板超肩关节固定4周，防止骨折移位。对有移位的骨折可行手法整复，然后超肩关节夹板固定。对粉碎、复位困难、难以维持固定或严重的开放骨折，或骨折畸形愈合，影响关节功能，以及合并神经血管损伤的骨折应行手术治疗。同时根据骨折三期辨证给予内服，以及外用中药治疗。

（一）非手术治疗

1. 整复方法　患者坐位或卧位，一助手用布带绕过腋窝向上提拉，屈肘90°，前臂中立位，另一助手握其肘部，沿肱骨纵轴方向牵拉，纠正缩短移位，然后根据不同类型再采用不同的复位方法。

（1）外展型骨折：术者双手握骨折部，两拇指按于骨折近端的外侧，其他各指抱骨折远端的内侧向外捺正，助手同时在牵拉下内收其上臂即可复位。

（2）内收型骨折：术者两拇指压住骨折部向内推，其余四指向远端外展，助手在牵引下将上臂外展即可复位。如成角畸形过大，还可继续将上臂上举过头顶；此时术者立于患者前外侧，用两拇指推挤远端，其余四指挤按成角突出处，如有骨擦感，断端相互抵触，则表示成角畸形矫正。

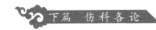

2.夹板固定

（1）夹板规格：长夹板三块，下达肘部，上端超过肩部，夹板上端可钻小孔系以布带结，以便做超关节固定。短夹板一块，由腋窝下达肱骨内上髁以上，夹板的一端用棉花包裹，呈蘑菇头样，即成蘑菇头样大头垫夹板。

（2）固定方法：在助手维持牵引下，将 3～4 个棉垫放于骨折部的周围，短夹板放在内侧，若内收型骨折，大头垫应放在肱骨内上髁的上部；若外展型骨折，大头垫应顶住腋窝部，并在成角凸起处放一平垫，三块长夹板分别放在上臂前、后、外侧，用三条横带将夹板捆紧，然后用长布带绕过对侧腋下用棉花垫好打结。

（3）练功活动：初期先让患者握拳，屈伸肘、腕关节，舒缩上肢肌肉等活动，3 周后练习肩关节各方向活动，活动范围应循序渐进，每日练习 10 多次。一般在 4 周左右即可解除外固定。后期应配合中药熏洗，以促进肩关节功能恢复。练功活动对老年患者尤为重要。

（4）药物治疗：根据骨折三期辨证论治，初期宜活血祛瘀、消肿止痛，内服可选用和营止痛汤、活血止痛汤加减，外敷消瘀止痛药膏、双柏散；老年患者则因其气血虚弱，血不荣筋，易致肌肉萎缩，关节不利，故在中后期宜养气血、壮筋骨、补肝肾，还应加用舒筋活络、通利关节的药物。解除固定后可选用海桐皮汤等方熏洗。

（二）手术治疗

1.手术指征　①移位明显的内收型骨折，关节囊或肱二头肌肌腱夹在两折断间阻碍手法复位者。②移位明显的外展型骨折，并发大结节撕脱并有碎骨块嵌于肩峰下影响肩外展功能者。③手法整复失败，影响肩关节功能者。

2.手术方式　①解剖型钢板内固定术；②髓内钉内固定；③克氏针固定。

六、余子贞经验

（一）复位与固定

患者侧向坐在椅子上，将椅背置于患者腋下，助手轻轻拖拉患肢，术者按压、摸索骨折，将骨折整复，使其平整。复位后检查两肩是否对等，确认复位后，用一号接骨敷药外敷，用可弯曲夹板固定，并用宽胶布加强。用宽胶布将患肢固定在胸壁上。敷药每日一换，至7日，再次检查骨折是否平整，如有不平整可将其按压平整。计日施治，至20日，骨折已经纤维愈合，不再将患肢固定在胸壁上，可让患者做轻微活动，更换十三号敷药，每日一换至愈合。

（二）用药治疗

先使用按摩方法将骨折处接续整齐，用八号舒筋接骨药散敷贴，然后用纱布包扎夹板固定，每日一换，内服清瘀止痛丸，如有重伤兼病者，拟方治之，治疗痊愈。有新伤、陈伤者，如有伴脱位者，则手法复位后用二号伤科止痛药散敷贴，每日一换，贴至痊愈。所谓久伤半脱位者，施用手术，逐渐整理，复回原位，灵活动作，则用九号伤科安髎散敷贴，贴至痊愈无痛为止。敷药包扎妥善之后需要用布垫垫在伤肩腋下。使肱骨离开肋骨，复回原位，以免并贴肋骨。

七、编者后语

通常认为，肱骨近端骨折因为上肢活动时造成移位的力臂很长，骨折容易移位。事实上，只要骨折有一定嵌插，肩关节活动正常时，肩关节的灵活运动能缓释其一部分应力，只要活动范围不大，骨折并不一定会再移位。另外，此处血供丰富，骨折容易快速愈合。因此，肱骨近端稳定的骨折大多是可以非手术治疗的。

余子贞先生强调手法轻柔，不反复整复，如复位不满意，可中药外敷消肿1周后再次整复，固定时使用超关节可弯曲夹板固定，还强调宽胶布加强夹板的稳定性，并用宽胶布将患肢贴胸固定。注重功能恢复，计日施治，早期功能锻炼，对肱骨近端骨折的非手术治疗有一定的借鉴作用。

对有严格手术指征的，应该主张积极手术治疗，复位骨折并注重软组织的修复，早期功能锻炼。老年人术后易激发肩关节周围炎，功能恢复不良，手术与否应慎重考虑。

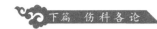

第三节 肱骨干骨折

一、概述

肱骨干骨折是指肱骨外科颈以下 1cm 至肱骨内外髁上 2cm 之间的骨折，是临床常见骨折，按发生部位可分上、中、下 1/3 骨折，多发于骨干的中部，其次为下部，上部最少。

二、解剖与应用

肱骨干中段后方有桡神经沟，其内桡神经紧贴骨面走行，中下 1/3 骨折易合并桡神经损伤。肱骨中段有营养动脉穿入下行，中段以下骨折易损伤营养血管而影响骨折愈合，下 1/3 骨折易发生骨不连。此外，肱骨干骨折有时也伤及由上臂经过的肱动脉、肱静脉、正中神经和尺神经。

三、临床诊断

1.临床表现　伤后患臂疼痛、肿胀明显、活动障碍，患肢不能抬举，局部有明显环形压痛和纵向叩击痛。绝大多数为有移位骨折，上臂有短缩或成角畸形，并有异常活动和骨擦音。检查时必须注意腕及手指的功能，以便确定是否合并有神经损伤。肱骨中下 1/3 骨折常易合并桡神经损伤。桡神经损伤后，可出现腕下垂、掌指关节不能伸直，拇指不能伸展，手背第 1、2 掌骨间（虎口区）皮肤感觉障碍。

2.影像学检查　X 线正侧位检查可明确骨折的部位、类型及移位情况（图 6-3）。

四、骨折分型

肱骨干骨折可分为以下几种类型。

1.三角肌止点以上骨折　近端向内向前移位、远端向外向近端移位。

2.三角肌止点以下骨折　近端向前外移位、远端向近端移位。

3.下 1/3 骨折　大多有成角旋转畸形。

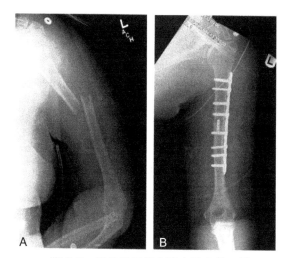

图6-3 肱骨干骨折内固定手术前、后

A. 肱骨干骨折内固定手术前；B. 肱骨干骨折内固定手术后

五、治疗原则

大多数肱骨干横行或短斜形骨折可采用非手术方法治疗。对符合肱骨干骨折手术适应证的患者，需行手术治疗。

（一）非手术治疗

1. *整复方法* 患者坐位或平卧位。一助手用布带通过腋窝向上，另一助手握持前臂在中立位向下、沿上臂纵轴对抗牵引，一般牵引力不宜过大，否则易引起断端分离移位，待重叠移位完全矫正后，根据骨折不同部位的移位情况进行整复。

（1）上 1/3 骨折：在维持牵引下，术者两拇指抵住骨折远端外侧，其余四指环抱近端内侧，将近端托起向外，使断端微向外成角，继而拇指由外推远端向内，即可复位。

（2）中 1/3 骨折：在维持牵引下，术者以两手拇指抵住骨折近端外侧推向内，其余四指环抱远端内侧拉向外，纠正移位后，术者捏住骨折部，助手徐徐放松牵引，使断端互相接触，微微摇摆骨折远端或从前后内外以两手掌相对挤压骨折处，可感到断端摩擦音逐渐减小，直至消失，骨折处平直，表示已基本复位。

（3）下1/3骨折：多为螺旋或斜形骨折，仅需轻微力量牵引，矫正成角畸形，将两斜面挤紧捺正。

2. 夹板固定 前后内外四块夹板，其长度视骨折部位而定；上1/3骨折要超过肩关节，下1/3骨折要超过肘关节，中1/3骨折则不超过上、下关节，并应注意前夹板下端不能压迫肘窝。如果移位已完全纠正，可在骨折部的前后方各放一长方形大固定垫，将上、下骨折端紧密包围。若仍有轻度侧方移位时，利用固定垫两点加压；若仍有轻度成角，可利用固定垫三点加压，使其逐渐复位。若碎骨片不能满意复位时，也可用固定垫将其逐渐压回，但应注意固定垫厚度宜适中，防止皮肤压迫性坏死。在桡神经沟部位不要放固定垫，以防桡神经受压而麻痹。固定时间成人为6～8周，儿童为3～5周。中1/3处骨折是迟缓愈合和不愈合的好发部位，固定时间应适当延长，经X线复查见有足够骨痂生长才能解除固定。固定后肘关节屈曲90°，以木托板将前臂置于中立位，患肢悬吊在胸前。应定期进行X线检查，以及时发现在固定期间骨折端是否有分离移位。若发现断端分离，应加用弹性绷带上下缠绕肩、肘部，使断端受到纵向挤压而逐渐接近。

3. 练功活动 固定后即可做伸屈指、掌、腕关节活动，有利于气血畅通。肿胀开始消退后，患肢上臂肌肉应用力做舒缩活动，加强两骨折端在纵轴上的挤压力，防止断端分离，保持骨折部位相对稳定。手、前臂肿胀时，可嘱患者每日自行轻柔抚摩手和前臂。若发现断端分离时，术者可一手按肩，一手按肘部，沿纵轴轻轻挤压，使骨断端逐渐接触，并适当延长木托板悬吊日期，直到分离消失、骨折愈合为止。中期除继续初期的练功活动外，应逐渐进行肩、肘关节活动。骨折愈合后，应加强肩、肘关节活动，并配合药物熏洗，使肩、肘关节活动功能早日恢复。

4. 药物治疗 按骨折三期辨证用药。骨折迟缓愈合者，应重用接骨续损药，如土鳖、自然铜、骨碎补之类。闭合性骨折合并桡神经损伤，可将骨折复位，夹板固定，内服药还应加入行气活血、通经活络之品，如黄芪、地龙之类，可选用海桐皮汤熏洗，密切观察

2～3个月，大多数能逐渐恢复。若骨折愈合后，神经仍无恢复迹象，可做肌电图测定，如有手术指征，可手术处理。观察期间应注意防止前臂屈肌群挛缩及手指关节僵硬，可安伸指及伸腕弹力装置，使屈肌群能经常被动伸展。

（二）手术治疗

1. 手术指征　①开放骨折；②合并血管、神经损伤的骨折；③漂浮肘；④双侧肱骨干骨折；⑤手法复位不满意的骨折；⑥非手术治疗效果不满意；⑦多发伤合并肱骨干骨折；⑧病理性骨折。

2. 手术方式

（1）带锁髓内钉固定：髓内钉术后应早期行肩关节功能练习。

（2）钢板螺丝钉内固定：根据肱骨干骨折部位的不同，使用不同形状、不同宽度及厚度的钢板（图6-4）。

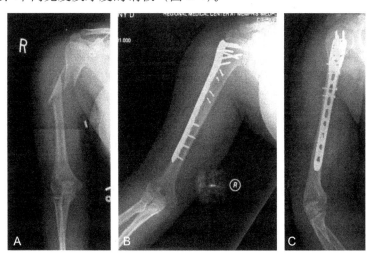

图6-4　肱骨干骨折及钢板螺丝钉内固定前、后

A. 肱骨干骨折；B 和 C. 肱骨干骨折钢板螺钉内固定

六、余子贞经验

（一）复位与固定

肱骨干骨折复位时，余子贞先生主要采用牵引手法，患者平卧床上，仔细检查患者骨折情况，术者用左手轻轻托骨折处，手指握住骨

折近端，掌中托于骨折处，右手缓慢牵拿骨折远端，将骨折摆正，不可歪斜，持续稍许，骨折自动复位。一旦骨折复位，患者痛苦立即减轻。复位后将患肢平放在床上，助手暂时固定。准备好外用敷药、夹板、绑带等固定器具。在助手轻轻牵引的情况下，外敷好膏药后放置好夹板，扎带固定，外再用绑带固定。每日更换敷药，至第 6、7 日，骨折已经黏性愈合，检查骨折有无凸起，将其按平固定。骨折如无黏性愈合时，则骨折左按右移，动态无定，骨折伤口锐利，多动伤口容易割伤筋膜，影响骨折愈合，故骨折六七日后，方可再次复位。

（二）用药治疗

骨折早期用二号敷药，消肿止痛，七八日后，改用八号敷药，舒筋接骨，至 20 日余转用十三号解毒敷药。贴至愈合。

七、编者后语

肱骨干骨折多数可以非手术治疗，由于肩关节的活动范围大，且能多个方向灵活运动，肱骨干的轻度畸形并不影响上肢的功能。但有严格手术指征的，应及时手术治疗。值得注意的是：①肱骨中下段后外侧有桡神经沟，内有桡神经经过，手术时应该注意保护好桡神经，避免其损伤。②肱骨下段由管型向下逐渐变为扁平，当选用钢板固定时，通常需要采用双钢板固定，如使用不当，容易造成内固定的失败。

第四节　肱骨髁上骨折

一、概述

肱骨髁上骨折（图 6-5）是指肱骨内外上髁以上 2cm 范围内的肱骨骨折，以小儿最多见，占儿童肘部骨折的 30% ～ 40%，好发年龄为 5 ～ 12 岁。

二、解剖与应用

肱骨髁上前有冠突窝，后有鹰嘴窝，前后扁薄而内外宽，呈鱼尾状，为应力弱点，加上肱骨内外髁稍前屈并与肱骨纵轴形成 30°～50° 的前倾角，故易在此处发生骨折。前臂完全旋后、肘关节伸直的时候，上臂与前臂纵轴成 10°～20° 携带角，骨折移位可以使此角改变从而导致肘内翻或肘外翻畸形。由于肱二头肌腱膜下有肱动脉和正中神经通过，桡神经在肘窝前外方分成浅深两支进入前臂，所以肱骨髁上骨折易损伤血管神经，严重者出现缺血性肌痉挛。

三、临床诊断

1. 临床表现　伤后肘部疼痛、肿胀，肱骨髁上有环形压痛，肘关节功能障碍，有移位骨折者，肘部疼痛、肿胀较明显，严重者甚至出现张力性水疱，肱骨髁上有骨擦音和异常活动，但肘后三角（肘屈曲时肱骨内外上髁和尺骨鹰嘴构成的等腰三角形）关系正常，可与肘关节后脱位相鉴别。还应注意骨折移位严重时，可能会合并神经、血管的损伤，若患肢血液循环障碍伴有剧痛、麻痹、苍白、桡动脉搏动消失等征象，是缺血性痉挛的表现（图 6-5）。

2. 影像学检查　X 线正位、侧位片可显示骨折类型和移位方向，但应注意与肱骨远端全骨骺分离相区别。

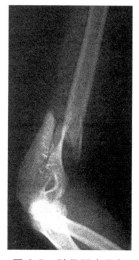

图 6-5　肱骨髁上骨折

四、骨折分型

按受伤机制分类，可分为伸直型和屈曲型两种，以伸直型多见，伸直型骨折又根据侧方受力的不同可分为尺偏（内收型）和桡偏（外展型）。

按骨折移位程度分类，1959 年 Gartland 把伸直型骨折分为三型，又称 Gartland 分型。Ⅰ 型：骨折无移位；Ⅱ 型：骨折远折段后倾，或同时有横向移位，后侧骨皮质仍完整；Ⅲ 型：骨折断端完全移位，骨皮质无接触。1988 年 Pirone 等对此分类略加修改，把Ⅲ型骨折分为两个亚型，即Ⅲ a 型，骨折单纯远折段后倾，后侧骨皮质完整；Ⅲ b 型，骨折横向移位，或兼远折段倾斜，断端仍有接触。

五、治疗原则

（一）非手术治疗

无移位的青枝骨折、骨裂骨折，或有轻度前后成角移位但无侧方移位的骨折可不必整复，置患肢于屈曲 90°位,用颈腕带悬吊 2 ～ 3 周；有移位的骨折，应手法整复及固定治疗。

1. 整复　该骨折复位要求较高，复位时应注意矫正尺偏移位，防止肘内翻畸形。

（1）伸直型：患者仰卧位，一助手固定上臂，另一助手握住前臂远端及腕部并使掌心向前，以矫正骨折远端旋转，顺势拔伸牵引 3 ～ 5 分钟，如没有尺偏或桡偏，医者双手拇指抵于鹰嘴后侧向前推，余指环抱骨折近端前侧向后提拉，并令助手在牵引下使患者徐徐屈曲肘关节，常可感到骨折复位时的骨擦感；如为尺偏型，医者一手握住骨折近端向内推，另一手握住骨折远端及肘部往外扳，先矫正骨折远端的尺偏移位，然后矫正前后移位；如为桡偏型，不必刻意整复骨折远端桡偏移位，只需上下对抗牵引，即可利用携带角自动矫正桡偏移位，然后按前法矫正前后移位。

（2）屈曲型：牵引同伸直型，医者双拇指于骨折远端前侧肘窝向后压，余指交叉于骨折近端后侧向前托，交叉用力，让骨折端向前成角对位后，助手在牵引下使患者肘关节屈曲 90°。

2. 固定

（1）夹板固定：夹板长度应上达三角肌中部水平，内外侧夹板下达或超过肘关节，前侧夹板下至肘横纹，后侧夹板远端向前弧形弯曲。伸直型固定肘关节于屈曲 90°～ 110°位约 3 周，尺偏型可在骨折近端外侧及远端内侧分别加塔形垫；屈曲型固定肘关节于屈曲 40°～ 60°位约 2 周，以后逐步将肘关节屈曲至 90°位固定 1 ～ 2 周，夹缚后用颈腕带悬吊。

（2）石膏固定：骨折轻度移位或青枝骨折可屈肘90°位单用石膏托固定；移位严重者，复位后用石膏前后托固定；固定期注意患肢末端血供。

（二）手术治疗

1.手术指征　对于骨折后出现缺血性痉挛者、合并肘关节内翻畸形者、陈旧性肱骨髁上骨折前后移位过大影响肘关节功能活动者，应考虑手术。

2.手术方式　①闭合复位＋克氏针内固定；②切开复位内固定术（图6-6）。

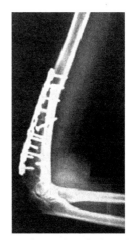

图6-6　肱骨髁上骨折内固定术后

六、余子贞经验

1.复位固定　患者平卧，双上肢摆平，左右对比，助手握骨折上端，术者牵引患肢腕关节，将患肘关节桡偏，摸索、按压将骨折整复平整，中药外敷，裹实，用可弯曲夹板固定肘关节在20°～40°，敷药每日一换，5日后，肿胀消退，再次检查骨折是否平整，术者左手固定骨折，右手握腕关节，先将肘关节轻度桡偏，慢慢屈肘关节超过90°，外敷中药，可弯曲夹板固定肘关节于屈曲，并用宽胶布加强，敷药5日一换，固定4～6周。

2.用药治疗　治疗伤骨折裂，宜用九号伤科安骱药散敷贴，祛瘀消肿、活血止痛，内服清瘀止痛药丸，兼症者拟方治之，约调理20余日，则能痊愈。跌伤日久，肌肉坚实者，用五号伤科散瘀药散敷贴，又肱骨伤肿，皮带红黑者，用三号伤科解毒药散敷贴，如有红肿疼痛，用十号伤科消肿药散敷贴，贴至肌肉平复时，转换九号伤科安骱药散敷贴，将近愈者，转换十三号伤科解毒药散敷贴，贴至痊愈。

七、编者后语

儿童肱骨髁上骨折多见，大多数能非手术治疗。由于肱骨下段由圆柱形逐渐变扁平，鹰嘴窝位肱骨远端偏尺侧，骨折后肱骨远端尺侧接触面较桡侧少，骨折复位后容易发生尺偏畸形，注意这一解剖特征，有助于减少尺偏畸形。儿童骨折容易复位，如复位欠佳，可在 X 线下复位。对不稳定骨折可闭合复位经皮穿针固定。此方法操作简单，创伤小，是处理肱骨髁上骨折的可靠方法。成人肱骨髁上骨折容易移位，愈合时间长，非手术治疗时间长，容易出现肘关节功能障碍，建议坚强内固定（双钢板）治疗。

第五节 尺骨鹰嘴骨折

一、概述

尺骨鹰嘴骨折是上肢常见骨折，多见于成年人。除小块撕脱骨折外，多数尺骨鹰嘴骨折波及半月状切迹关节面，任何残留的关节面不平整都会引起活动受限、恢复延迟和创伤性关节炎。

二、解剖与应用

尺骨鹰嘴是肘关节的重要组成部分，具有稳定肘关节的作用。尺骨鹰嘴呈弯曲状突于尺骨近端，鹰嘴突与冠突相连而构成滑车切迹，为一个较深凹陷的关节面，尺骨滑车切迹关节面与肱骨滑车关节面构成肱尺关节，是肘关节屈伸的枢纽，尺骨鹰嘴为骨松质，是肱三头肌的附着处。

三、临床诊断

1. 临床表现 伤后尺骨鹰嘴部疼痛，压痛明显，局限性肿胀，肘关节屈曲活动障碍。分离移位时，在局部可扪及鹰嘴骨片向上移和明显的骨折间隙或骨擦感，主动伸直功能丧失。关节内积血时，鹰嘴两侧凹陷处隆起。严重粉碎性骨折或骨折脱位，可伴有肘后皮肤挫伤或开放性损伤或尺神经损伤（图6-7）。

2. 影像学检查 肘关节正侧位X线检查可明确骨折类型和移位程度。

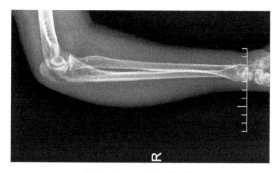

图 6-7 尺骨鹰嘴骨折

四、骨折分型

目前国内外关于尺骨鹰嘴骨折的分型尚无统一观点，分型方法较多，且各具优缺点。临床上常用 Colton（1973）分型、Schatzker 分型、Mayo 分型。

1. Colton（1973）分型 根据骨折是否移位和骨折特点将鹰嘴骨折分为 2 型：Ⅰ型骨折为无移位骨折，即分离＜ 2mm，肘关节屈曲 90° 时移位无增加，患者可以克服重力伸展肘关节；Ⅱ型骨折为移位骨折，进一步分为Ⅱ A 型为撕脱性骨折，Ⅱ B 型为斜行和横行骨折，Ⅱ C 型为粉碎性骨折，Ⅱ D 型为骨折脱位。

2. Schatzker 分型 根据骨折形态并考虑骨折后内固定选择问题，将鹰嘴骨折分为以下几型。A 型为横行骨折；B 型为横行压缩型骨折；C 型为斜行骨折；D 型为粉碎性骨折；E 型为远侧斜行骨折；F 型为骨折脱位。

3. Mayo 分型 基于骨折的稳定性、移位和粉碎程度，分为 3 型：Ⅰ型无移位，其中Ⅰ A 型为非粉碎性，Ⅰ B 型为粉碎性；Ⅱ型移位稳定，移位＞ 3mm，侧副韧带完整，前臂相对于肱骨稳定，其中Ⅱ A 型为非粉碎性，Ⅱ B 型为粉碎性；Ⅲ型移位不稳定，其中Ⅲ A 型为非粉碎性，Ⅲ B 型为粉碎性。肘关节的稳定性对于尺骨鹰嘴骨折的预后非常重要，Schatzker 分型和 Mayo 分型对于肘关节预后的预测很有价值，Schatker C 型、D 型及 Mayo Ⅲ型通常预后不良。

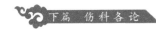

五、治疗原则

无移位骨折、老年人粉碎性骨折移位不显著者，仅需短期夹板固定制动，外敷药物，早期进行功能锻炼即可。有分离移位者，必须进行手法整复。尺骨鹰嘴骨折多为关节内骨折，整复应力求到解剖复位，避免发生创伤性关节炎。

（一）非手术治疗

1.整复方法　肿胀严重、关节内积血较多者，难于摸清骨折近端，整复前应在无菌操作下抽出关节内积血，然后进行手法整复。术者站在患肢近端外侧，两手环握患肢，以两拇指推迫其近端向远端靠拢，两示指与两中指使肘关节徐徐伸直，即可复位。

2.固定方法　无移位骨折或移位不大的粉碎性骨折，肘关节屈曲20°～60°夹板固定，上臂后侧超肘，固定3周。有移位的骨折手法整复后，在尺骨鹰嘴上端用抱骨垫固定，并用前、后侧超肘夹板固定肘关节于屈曲0°～20°位3周，以后再逐渐改为肘关节90°位1～2周。

3.药物治疗　按照骨折三期辨证原则进行药物治疗，解除固定后加强中药熏洗。

（二）手术治疗

1.手术指征　骨折移位明显，经手法复位失败或不宜手法复位者。

2.手术方式　主要切开复位内固定术。

尺骨鹰嘴骨折的治疗有许多内固定方法，如"8"字钢丝、克氏针张力带、解剖接骨板、1/3管型接骨板、空芯螺钉张力带等，最常用的还是克氏针张力带和接骨板内固定（图6-8）。

六、余子贞经验

（一）复位与固定

用摸索、按压方法复位，二号敷药外敷，宽胶布、可弯曲超关节夹板固定。每日一换膏药，7日后再次整复，换十三号膏药外敷至愈合。

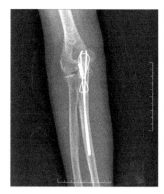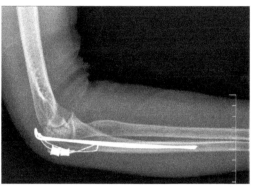

图 6-8　尺骨鹰嘴骨折内固定术后

（二）用药治疗

尺骨鹰嘴骨折复位后先给予九号伤科安骱药散敷贴，每日一换，贴至痊愈。或有小儿扭挫脱位，则用六号少年安骱药散敷贴，用纱布包扎，每日换药一次贴至痊愈。或有敷贴药散而致过敏反应，皮肤红痒，即转用十三号伤科解毒药膏敷贴，贴至痊愈。如有肌肤紫黑，瘀血浮肿，痛哭发热，则用二号伤科镇痛药散敷贴。一二日内服清瘀止痛丸，则能消肿止痛、清瘀退热，再换九号伤科安骱药散敷贴，将近痊愈，再转换十三号伤科解毒药膏敷贴，贴至痊愈。久伤骱，皮肉坚硬，不能屈伸，一有触动，骱骨即时切痛，需要逐渐动用手法，整理骨骱灵活动作，则用十三号伤科解毒药膏敷贴，或可能痊愈。若有皮色不变，骨质疏松扩大成痨，则用九十八号跌打风湿药膏敷贴，或用九十九号伤科解凝药膏敷贴，5 日一换，贴至痊愈。

七、编者后语

尺骨鹰嘴骨折张应力大，无论是复位还是固定，中医方法都不具优势，对有移位的骨折应该积极主张手术治疗。

第六节 尺骨上1/3骨折合并桡骨头脱位

一、概述

1914年意大利外科医师Monteggia最早报道了这种类型骨折，故称孟氏骨折。尺骨上1/3骨折合并桡骨头脱位是指尺骨半月切迹以下的上1/3骨折，桡骨头同时自肱桡关节、尺桡上关节脱位，而肱尺关节没有脱位。这与肘关节前脱位合并尺骨鹰嘴骨折应有所区别。

二、临床诊断

1. 临床表现 伤后肘部及前臂肿胀，移位明显者，可见尺骨成角畸形，在肘关节前、外或后方可摸到脱出的桡骨头，骨折和脱位处压痛明显。检查时应注意腕和手指感觉和运动功能，以便确定是否因桡骨头向外脱位而合并桡神经挫伤（图6-9）。

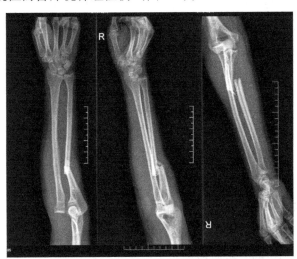

图6-9 尺骨上1/3骨折合并桡骨头脱位

2. 影像学检查 肘关节X线正侧位片可明确骨折的部位、类型及移位情况。对儿童的尺骨上1/3骨折，必须仔细检查桡骨头是否同时脱位，凡有移位的桡尺骨干单骨折的 X 线照片须包括肘、腕关节，以免遗漏桡尺上下关节脱位的诊断。正常桡骨头与肱骨小头相对，桡骨干纵轴线向上延长，一定通过肱骨小头的中心。肱骨小头骨骺一般在 1～2 岁时出现，因此对 1 岁以内的患儿，最好同时对健侧进行 X 线检查以便对照。桡骨头脱位后可能自动还纳，X 线片仅见骨折而无脱位，若此时忽略对桡骨头的固定，可能发生再脱位。

三、骨折分型

根据暴力方向及移位情况临床可分三种类型。

1. 伸直型　比较常见，多见于儿童。跌倒时，手掌先着地，肘关节处于伸直位或过伸位可造成伸直型骨折。传达暴力由掌心通过尺桡骨传向上前方，先造成尺骨斜形骨折，继而迫使桡骨头冲破或滑出环状韧带，向前外方脱出，骨折断端随之突向掌侧及桡侧成角。在成人，外力直接打击背侧，也可造成伸直型骨折，骨折为横断或粉碎型。

2. 屈曲型　多见于成人。跌倒时，手掌着地，肘关节处于屈曲位可造成屈曲型骨折。传达暴力由掌心传向上后方，先造成尺骨横断或短斜形骨折，并突向背侧、桡侧成角，桡骨头向后外方滑脱。

3. 内收型　多见于幼儿。跌倒时，手掌着地，肘关节处于内收位可造成内收型骨折。传达暴力由掌心传向上外方，造成尺骨冠状突下方骨折并突向桡侧成角，桡骨头向外侧脱出。

四、治疗原则

（一）非手术治疗

1. 整复方法　原则上先整复桡骨头脱位，后整复尺骨骨折。患者平卧，前臂置于中立位，两助手顺势拔伸，矫正重叠移位，对伸直型骨折，术者两手拇指放在桡骨头外侧和前侧，向尺侧、背侧推挤，同时肘关节徐徐屈曲 90°，使桡骨头复位，然后术者捏住骨折断端进行分骨，在骨折处向掌侧加大成角，再逐渐向背侧按压，使尺骨复位。对屈曲型骨折，两手拇指放在桡骨头的外侧、背侧，向内侧、掌侧推按，同时肘关节徐徐伸直至 0° 位，使桡骨头复位，有时还可听到或感觉到桡骨头复位的滑动声，然后先向背侧加大成角，再逐渐向掌侧挤按，使尺骨复位；对内收型骨折，助手在拔伸牵引的同时，外展患侧的肘关节，术者拇指放在桡骨头外侧，向内侧推按桡骨头，使之还纳，尺骨向桡侧成角也随之矫正。关于是先整复桡骨头脱位还是先整复尺骨骨折，目前存在争议，有学者认为尺骨骨折整复之后，桡骨小头骨折可自动复位。

2. **固定方法** 先以尺骨骨折平面为中心，在前臂的掌侧与背侧各置一分骨垫，在骨折的掌侧（伸直型）或背侧（屈曲型）置一平垫；在桡骨头的前外侧（伸直型）或后外侧（屈曲型）或外侧（内收型）放置葫芦垫；在尺骨内侧的上下端分别放一平垫，用胶布固定。然后在前臂掌、背侧与桡、尺侧分别放上长度适宜的夹板，用四道布带捆绑。伸直型骨折脱位应固定于屈肘位 4～5 周；屈曲型或内收型宜固定于伸肘位 2～3 周后，改屈肘位固定 2 周。

（二）手术治疗

1. **手术指征** 手法复位不成功，或骨折已复位而桡骨头脱位不能还纳者，应早期手术复位内固定。

2. **手术方式**

（1）手法整复失败者应早期切开复位内固定术。

（2）对陈旧性骨折畸形愈合者，儿童则须切开整复，将桡骨头整复、环状韧带重建、尺骨骨折复位内固定。

五、余子贞经验

患者平卧床上，助手一手握骨折近端，一手握腕关节，轻轻牵引。术者摸索、按压复位尺骨骨折，尺骨骨折复位平整后，轻轻转动前臂，桡骨小头会自动复位，活动肘关节，检查桡骨小头有无脱位，如关节对合良好，外敷二号敷药，用夹板固定骨折，再用绑带包扎，并用一块长的可弯曲夹板超关节屈肘 20° 固定肘关节。敷药每日一换，至 20 日，去除肘关节固定长夹板，可让肘关节适当运动，换十三号敷药外敷，每日一换，夹板固定至愈合。

第七节 桡骨头骨折

一、概述

桡骨头骨折多由间接暴力造成。跌倒时肩关节外展，肘关节稍屈曲，前臂处于旋前位，暴力由桡骨远端向上传达，使桡骨头撞击肱骨小头，致桡骨头受挤压而发生骨折；在儿童则发生桡骨头骺分离。

二、解剖与应用

桡骨头关节面呈凹陷型，与肱骨小头构成肱桡关节。桡骨头尺侧缘与尺骨的桡切迹构成上尺桡关节。桡骨头下部为较细的桡骨颈，被环状韧带包绕约4/5。桡骨的旋转轴位于桡骨颈中央，桡骨头中心同样位于此轴线上，与前臂的正常旋转密切相关。桡骨头骨折临床上易被忽略，若未能及时治疗，将造成前臂旋转功能障碍或引起创伤性关节炎。

三、临床诊断

1. 临床表现 受伤后肘部疼痛，肘外侧局限性肿胀和压痛（若血肿被关节囊包裹，可无明显肿胀），肘关节屈伸旋转活动受限制，旋转前臂时，桡骨头处疼痛加重（图6-10）。

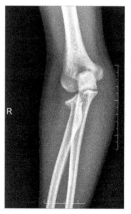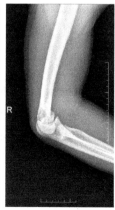

图6-10 桡骨头骨折

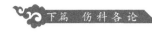

2.影像学检查　肘关节正侧位X线检查可明确骨折类型和移位程度。

四、骨折分型

Mason 于 1954 年将桡骨头骨折分为 3 型：Ⅰ 型为骨折无移位；Ⅱ 型为骨折部分移位；Ⅲ 型为骨折粉碎。Johnston 于 1962 年对其进行补充，将伴有肘关节脱位的桡骨头骨折归为Ⅳ型。Broberg 等于 1987 年对 Mason 分型进行改良，将 Mason Ⅱ 型桡骨头骨折定义为桡骨头、颈骨折移位 ≥ 2mm，或骨折累及关节面 ≥ 1/3。Mason 分型是现今使用最广和公认的桡骨头骨折分型标准。

五、治疗原则

桡骨头骨折属于关节内骨折，应及时进行治疗，临床上根据不同类型的骨折采用不同的治疗方法。治疗的主要目的是恢复肘关节的屈伸和前臂的旋转活动功能。

（一）非手术治疗

1.整复方法　主要为推挤复位。患者仰卧位或坐位，术者站于患侧，整复前先用手指在桡骨头外侧进行触摸，准确地摸出移位的桡骨头，复位是一助手固定上臂，术者一手牵引前臂在肘关节伸直内收来回旋转，另一手的拇指把桡骨头向上、向内侧按挤，使其复位。

2.固定方法　无移位骨折可屈肘 90° 位固定，用三角巾悬吊于胸前 2 ～ 3 周。桡骨头前移位者，应伸肘位固定 2 周，然后改屈肘位固定 1 ～ 2 周。

（二）手术治疗

1.手术指征　手法整复不成功或移位严重者。

2.手术方式　①切开复位内固定术（图 6-11）；②桡骨头切除术，14 岁以下的儿童不宜做桡骨头切除术；③桡骨头置换术。

六、余子贞经验

复位与固定方法：按压复位，中药外敷，至 20 日可做关节适度运动。复位后先给予九号伤科安骱药散敷贴，每日一换，贴至痊愈。或有小儿

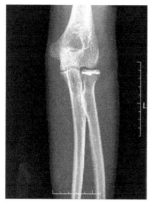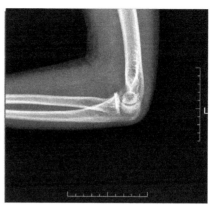

图 6-11　桡骨小头内固定术后

扭挫脱位，则用六号少年安骺药散敷贴，用纱布包扎，每日换药一次贴至痊愈。或有敷贴药散以致过敏反应，皮肤红痒，即转用十三号伤科解毒药膏敷贴，贴至痊愈。

七、编者后语

桡骨头是肘关节的重要的稳定结构，移位骨折尽可能采用复位内固定手术，粉碎性骨折且不影响肘关节稳定者，可行桡骨小头切除。影响肘关节稳定性者，应行桡骨头置换手术，重建肘关节的稳定性。

第八节　桡骨远端骨折

一、概述

桡骨远端骨折是指发生在距离桡腕关节面 2～3cm 范围以内的骨折，多发生于青少年及老年人。老年患者多为低能量损伤导致的骨质疏松性骨折，青少年因骨质条件好，多由高能量损伤导致。桡骨远端与腕骨构成桡腕关节，与尺骨远端构成下尺桡关节，桡骨远端骨折常累及桡腕关节及尺桡关节。

二、解剖与应用

1.尺偏角 桡骨尺侧乙状切迹中点与桡骨茎突最高点的连线,同桡骨长轴垂线间的夹角即为尺偏角。尺偏角平均值为 24°, < 15°具有手术指征。

2.桡骨茎突高度 经桡骨尺侧乙状切迹中点向桡骨长轴做垂线,测量该垂线与桡骨茎突最高点之间的距离即为桡骨茎突高度。桡骨茎突高度平均值约为 11.6mm,测量该值可判断桡骨的缩短程度。

3.尺骨差异 分别在尺骨头平面和桡骨尺侧乙状切迹中点向桡骨长轴做垂线,获得两条平行线,测得两平行线之间距离即为尺骨差异。尺骨差异通常为负值,提示桡骨长度超过尺骨,平均值约为 - 0.6mm。测量尺骨差异有助于判断桡骨缩短程度,差异值 > 5mm 为具有手术指征。

4.掌倾角 侧位 X 线片上,桡骨长轴垂线与桡骨上下唇连线间的夹角即为掌倾角,平均值约为 10°。桡骨远端骨折复位时,掌倾角可作为复位参考值。

三、临床诊断

1.临床表现 有腕部外伤史,跌倒后患肢前臂出现远端畸形、疼痛、肿胀、活动受限。骨折移位可导致腕管内压力增高,出现正中神经或桡神经损伤症状。高能量暴力损伤可导致患肢末梢血液循环障碍。

2.影像学检查 进行腕关节 X 线正侧位检查可进行准确评估,CT 扫描可以更清楚地显示关节内骨折块粉碎及移位情况。

四、骨折分型

桡骨远端骨折过去常按人名命名法分为 Colles 骨折、Smith 骨折、Barton 骨折、Chauffeur 骨折及 Rutherford 或 Cotton 骨折。人名命名法分类虽经典,但却无法概括桡骨远端全部骨折状况,且对治疗及预后判断容易造成混淆。因此目前常用的分型为 AO 分型与 Fernandez 分型,其中 Fernandez 分型 (表 6-1) 是基于骨折损伤机制分类系统,因此对于临床治疗决策有着重要意义 (图 6-12)。

表 6-1　Fernandez 分型

分型	表现
Ⅰ型弯曲型骨折	干骺端骨折有成角，包括向背侧移位骨块（Colles 骨折）与向掌侧移位骨块（Smith 骨折）
Ⅱ型关节面剪切骨折	包括掌 / 背侧剪切骨折（Barton 骨折），桡骨茎突剪切骨折（Chauffeur 骨折）
Ⅲ型关节面嵌压骨折	关节面骨折合并软骨下和干骺端骨嵌插（die-punch 骨折）
Ⅳ型撕脱型骨折	尺骨茎突韧带附着处撕脱骨折，桡腕骨折脱位
Ⅴ型复合型骨折	弯曲、压缩、剪切或撕脱机制联合作用，多为高能量损伤

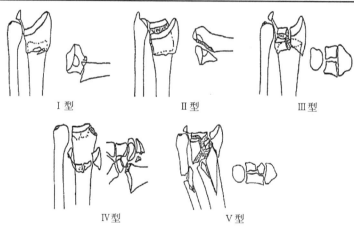

Ⅰ型　　　　　Ⅱ型　　　　　Ⅲ型

Ⅳ型　　　　　Ⅴ型

图 6-12　桡骨远端骨折分型

五、治疗原则

（一）非手术治疗

桡骨远端骨折经手法闭合复位，并通过石膏 / 支具等可维持复位者通常予以非手术治疗，如 Fernandez Ⅰ型或Ⅲ型无关节面损伤骨折。复位标准：①正位 X 线检查示尺偏角≥ 15°；②正位片示桡骨茎突长度超过尺骨茎突≥ 7mm；侧位片示背侧成角＜ 15°或掌侧成角＜ 20°；

③关节面台阶＜2mm。

石膏固定方式为肘下短臂石膏固定，固定后每周行 X 线复查，固定时间为 5 ～ 6 周。

（二）手术治疗

1. **手术指征**　桡骨远端骨折无法行闭合复位或复位后无法维持者需行手术治疗，当存在以下指征时建议行手术治疗。①背侧骨皮质粉碎超过桡骨宽度的 50%；②掌侧干骺端粉碎；③骨折块背侧成角超过 20°；④骨折块移位超过 1cm；⑤桡骨短缩超过 5mm；⑥骨折累及关节面；⑦合并尺骨骨折；⑧存在严重骨质疏松。

2. **手术方式**

（1）经皮克氏针固定术：适用于桡骨远端骨折干骺端不稳或简单的关节内骨折，以骨折的解剖复位为前提，通过克氏针维持稳定。本法适用于 Fernandez Ⅰ 型闭合复位不稳定者，Fernandez Ⅲ 型可通过韧带复位的骨折。

（2）外固定支架固定：适用于 Fernandez Ⅲ、Ⅳ 型骨折，可将尺骨茎突骨折一并固定，术后维持腕关节位置。通常单独使用外固定支架容易出现短缩和复位丢失，因此常与克氏针固定相配合。不跨关节外固定支架允许术后早期腕关节功能锻炼，而跨关节外固定支架因固定腕关节，早期功能锻炼困难，通常固定时间不超过 8 周。

（3）切开复位内固定术：对于 Fernandez Ⅰ 型的闭合复位不稳定者，Ⅱ 型的 Barton 骨折，Ⅲ 型不能通过韧带复位，Ⅳ 型和 Ⅴ 型的桡骨远端骨折，切开复位内固定有着更好的效果。由于大多数桡骨远端骨折为掌侧成角，背侧骨皮质粉碎，改良的 Henry 入路掌侧钢板固定具有满意疗效。背侧入路因其低位置设计，对于 Fernandez Ⅲ 型中的 die-punch 骨折更为合适（图 6-13、图 6-14）。

六、余子贞经验

（一）复位与固定

尺桡骨远端骨折复位时，需持续牵引，动作轻柔，不可使用暴力，持续牵引时，技者用拇指与示指、中指摸索整复。拖拉完毕，则骨折

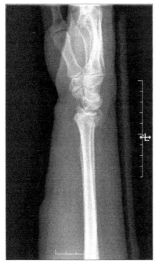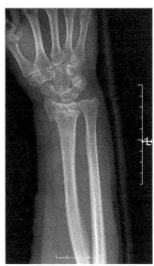

图 6-13　桡骨远端骨折

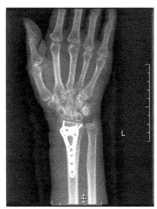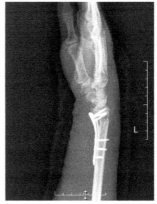

图 6-14　桡骨远端骨折术后

已经整理齐整，复回原位。用八号舒筋接骨药散敷贴，用纱布卷实，夹板包扎固定。中药外敷既有消肿止痛之效，又因中药外敷消除了由骨形态不规则对夹板稳定性的影响，增加夹板的接触面积，提高了夹板的稳定。每日一换，五日后骨折已经膜性愈合，再次检查骨折复位是否平整，如不平整仍可进一步整复。急诊时，不可反复多次复位。

经过治疗 20 日，骨折愈合，转换十三号伤科解毒药膏敷贴，乃用夹板包扎，因折骨生合尚未坚固，贴至 1 个月，折骨已愈，可能有力举动，骨生坚固，解除夹板，继续敷贴药膏，经过治疗 2 个月内，自能动作，无痛痊愈。

（二）用药治疗

如合并腕关节脱位者，手法复位后用九号伤科安骺药散敷贴，用纱布包扎固定，每日一换，贴至痊愈。幼儿骨折则用六号少年安骺药散敷贴。如有粉碎性骨折，复位后用八号舒筋接骨药散敷贴，用纱布卷实，夹板包扎固定。如有软组织伤筋，用七号舒筋活络药散，加金沸草，1/3 药末，调匀敷贴，则可痊愈。如有受伤之后手掌发热，红肿切痛，此为损伤结毒，宜用十号伤科消肿药散敷贴，则能消肿止痛，每日一换，敷至痊愈。

七、编者后语

中医小夹板外固定治疗桡骨远端骨折有着悠久的历史，具有经济、实用、可操作性强等优点，且小夹板外固定为弹性固定，可随患者肢体肿胀变化调节松紧度。在小夹板外固定前，首先应当予以手法复位：适当力量牵引使骨折端牵开，然后运用拖拉手法，使折骨整齐对准，续合原位，纠正桡骨远端骨折短缩、掌倾与尺偏角等。骨折发生后，骨折处因局部软组织及髓腔出血出现肿胀疼痛，早期中药外敷有利于减轻局部无菌性炎症，改善血液流变，消除肿胀。解除小夹板固定后，继续予以中药外敷以辅助治疗，旨在扩张局部血管，营养软组织，改善折骨断端血供促进胶原纤维形成，加速钙盐沉积，促进骨折愈合。而骨折难以复位或开放性骨折不宜行夹板或中药外敷治疗。

桡骨远端骨折的功能评定，过去通常只关注骨折后腕关节的功能恢复情况。事实上，骨折轻度畸形所造成腕关节功能的丢失，都可以由正常的肩、肘关节功能所代偿，因此，桡骨远端骨折轻度畸形是可以接受的，并不影响肩、肘、前臂的总体功能及生活质量（表6-2）。

表 6-2　可接受畸形参数表

参数	正常	可接受畸形限度
桡偏	22°	15°（增大或减少）
桡骨长度	11mm	4mm
尺骨差异		4mm
掌倾	11°	15°背倾或20°掌倾
关节完整		2mm 台阶或裂隙

第九节　桡骨、尺骨干双骨折

一、概述

桡骨、尺骨干双骨折在前臂骨折中仅次于桡骨远端骨折而居第 2 位，且治疗较为复杂，预后差，为临床上的难题之一，应加以重视。

二、解剖与应用

正常的尺骨是前臂的轴心，通过上、下尺桡关节及骨间膜与桡骨相连。桡骨沿尺骨旋转，自旋后位至旋前位，回旋幅度可达150°。前臂肌肉较多，有屈肌群、伸肌群、旋前肌和旋后肌等。骨折后可出现重叠、成角、旋转及侧方移位，故整复较难。前臂骨间膜是致密的纤维膜，几乎连接桡尺骨的全长，其松紧度随着前臂的旋转而发生改变。前臂中立位时，两骨干接近平行，骨干间隙最大，骨干中部距离最宽，骨间膜上下松紧一致，对桡尺骨起稳定作用；当旋前或旋后位时，骨干间隙缩小，骨间膜上下松紧不一致，而两骨间的稳定性消失。因此，在处理桡骨、尺骨干双骨折时，为了保持前臂的旋转功能，应使骨间膜上下松紧一致，并预防骨间膜挛缩，故尽可能在骨折复位后将前臂固定在中立位。

三、临床诊断

1.临床表现 伤后局部肿胀、疼痛，压痛明显，前臂功能丧失。完全骨折时多有成角畸形、骨擦音和异常活动，但儿童青枝骨折仅有成角畸形（图6-15）。

2.影像学检查 进行X线检查时应包括肘关节和腕关节，除确定骨折类型和移位方向外，还应确定有无桡尺上、下关节脱位。

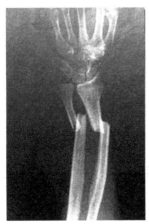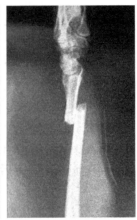

图6-15 前臂双骨折

四、骨折分型

不同形式的暴力所致的骨折类型不同。①直接暴力骨折为横形或粉碎性，骨折线在同一平面。②间接暴力跌倒时手掌着地，暴力通过腕关节向上传导，首先使桡骨骨折，通过骨间膜向内下方传导，引起低位尺骨斜形骨折。③扭转暴力前臂受扭转外力，发生双骨螺旋形骨折，多为高位尺骨骨折和低位桡骨骨折。

五、治疗原则

（一）非手术治疗

1.整复方法 患者平卧，肩外展90°，肘屈曲90°，中、下1/3骨折取前臂中立位，上1/3骨折取前臂旋后位，由两助手做拔伸牵引，矫正重叠、旋转及成角畸形。桡骨、尺骨干双骨折均为不稳定时，如骨折在上 1/3 则先整复尺骨，如骨折在下 1/3 则先整复桡骨；骨折在中段时，应根据两骨干骨折的相对稳定性来决定。若前臂肌肉比较发达，加之骨折后出血肿胀，虽经牵引后重叠未完全纠正者，可用折顶手法加以复位。若斜形骨折或锯齿形骨折有背向侧方移位者，应用回旋手法进行复位。若桡尺骨骨折断端互相靠拢时，可用挤捏分骨手法，术者用两手拇指和示指、中指、环指三指分置骨折部的掌侧和背侧，用力将尺骨和桡骨间隙分到最大限度，使骨间膜恢复其紧张度，向中间靠拢的桡骨、尺骨断端向桡侧、尺侧各自分离。手法整复失败者，可切开整复内固定。

2. 固定方法　若复位前桡尺骨相互靠拢者，可采用分骨垫放置在两骨之间，若骨折原有成角畸形，则采用三点加压法。各垫放置妥当后，依次放上掌侧、背侧、桡侧和尺侧夹板，掌侧板由肘横纹至腕横纹，背侧板由鹰嘴至腕关节或掌指关节，桡侧板由桡骨头至桡骨茎突，尺侧板自肱骨内上髁下达第 5 掌骨基底部，掌背两侧夹板要比桡尺两侧夹板宽，夹板间距离约 1cm。缚扎后，再用铁丝托或有柄托板固定，屈肘 90°，三角巾悬吊，前臂原则上放置在中立位，固定至临床愈合，成人为 6～8 周，儿童为 3～4 周。

（二）手术治疗

1. 手术指征　手法复位失败；不稳定骨折；开放性骨折；合并神经、血管、肌腱损伤；同侧肢体有多发性损伤；陈旧骨折畸形愈合。

2. 手术方式

（1）切开复位内固定术。

（2）对于开放性骨折或严重粉碎性骨折，内固定不适合或内固定困难的患者可选用外固定支架治疗（图 6-16）。

六、余子贞经验

（一）复位与固定

患者平卧，双手摆平，手心向天，两侧对比。助手握住患手向下慢慢拖拉，术者采用摸索、按压等手法复位相对稳定骨，通常骨折上

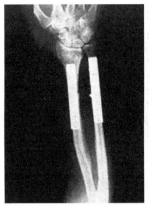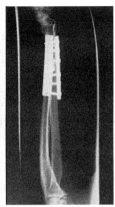

图 6-16 前臂双骨折内固定术后

段先复位尺骨，下段先复位桡骨，后用分骨手法复位另外一骨。因尺骨全长皮下可触及，复位后通常可通过摸索尺骨是否平整来评估复位好坏。复位后用二号膏药外敷，放置好分骨垫，用超关节可弯曲夹板固定，上超过肘关节，下超过腕关节，肘关节微屈（20°）固定，敷药每日一换，1 周后检查复位情况，此时肿胀已经消退，如复位欠佳，可在此时整复。后改换十三号敷药，5 日一换，至 20 日可更换超关节夹板，将肘关节屈曲至 90°固定至骨折愈合。

要点

（1）强调体位的重要性，手心向天，保证骨间膜张开最大，利于骨折复位。

（2）手法轻柔，对难复位骨折，主张先消肿，1 周后再次复位。

（3）早期超关节固定，克服了夹板抗旋转应力差的缺点，骨折不容易发生旋转移位。

（4）外敷中药，再用夹板固定，消除了肢体不规则形态与夹板接触差的缺点，减少衬垫的使用，增加了夹板的稳定性。

（5）计日施治，骨折 20 日后，骨折已经纤维愈合，可屈曲肘关节固定，注重肘关节的功能恢复。

（二）用药治疗

跌打撞压，击锤殴揖，各种受伤，用活血止痛丸，以祛瘀生新，顺气止痛，活血通经，功效最灵。药物组成如下。

桑寄生 90g	当归 120g	生地黄 90g	羌活 60g
藕节 60g	蒲黄炭 30g	川芎 30g	秦艽 30g
荆芥 60g	泽兰 60g	益母草 90g	赤芍 60g
高丽参 30g	杜仲 60g	续断 60g	田三七 30g
苏木 30g	小蓟 30g	大蓟 30g	

上方共研细末老蜜为丸，每服 3g，早、晚 2 服。

七、编者后语

夹板固定是中医治疗前臂双骨折的有效方法，有简单、经济、无创伤等优点，但我们也要注意其不足之处。①夹板的稳定性差，如固定前臂上段骨折时，由于肌肉组织丰厚，夹板至骨之间的距离较大，其固定的强度也就明显减弱，骨折容易发生再移位。②夹板固定抗旋转应力差，固定前臂骨折时，如果不超肘关节固定，前臂的旋转导致骨折很容易发生移位，前臂骨折夹板固定后，通常还需要用支具或自制角夹板固定肘关节和前臂，消除前臂的旋转影响，防止骨折旋转移位。③可塑性差。因此，我们在使用夹板固定时，不能片面强调其优点，而忽视本来的不足。使用夹板固定时，需密切随访，如固定失败，应积极主张手术治疗。

第十节　腕舟骨骨折

一、概述

腕舟骨是腕骨的重要组成部分，是远近排腕骨运动的杠杆，对腕关节的稳定性起重要作用。舟骨略弯曲呈舟状，中段较细者为腰，临床上腕舟骨骨折以舟状骨腰部骨折为多见。

二、解剖与应用

腕舟骨体型狭长，是远近排腕骨中体积最大的一块腕骨，也是活动性最大的腕骨。腕舟骨是一个复杂的三维解剖结构，其周围有 5 个关节面，腕舟骨远侧关节面呈凹型与头状骨接触，近侧关节面凸出与桡骨相关节，远侧另两个关节面分别与大多角骨和小多角骨相连，内侧关节面与月骨相连。凹陷远端是突起的舟骨结节，有桡侧腕屈肌肌腱及掌侧桡腕韧带附着。腕舟骨表面 70% ～ 80% 由软骨覆盖，其血供主要来自桡动脉分支，桡动脉分支自背侧进入舟状骨腰部，供应舟骨近端 80% 的血供，剩余 20% 由桡动脉掌侧分支进入腕舟骨近端结节部来供应。研究表明腕舟骨的稀薄血液供应是腕舟骨骨折术后缺血性坏死及骨不连的主要原因。

三、临床诊断

1. 临床表现　伤后局部轻度疼痛和腕关节活动功能障碍，阳溪穴部位鼻烟窝肿胀、压痛明显，将腕关节桡倾、屈曲拇指和示指而叩击其掌指关节时也可引起疼痛。

2. 影像学检查　腕部正位、侧位和尺偏斜位 X 线检查可协助诊断。但由于图像相互重叠范围较大，难以对骨折的具体情况做出客观、准确的判定，尤其是对有较隐匿的骨折及腕关节肿胀患者，极易出现漏诊情况。CT、MRI 检查对进一步明确诊断腕舟骨骨折有着重要意义。CT 检查可以发现细小的骨折和骨小梁的中断，其立体成像技术可清晰地观察骨折线走行及移位情况，能对腕舟骨骨折做出准确的分型。MRI 检查可观察到骨折的血供情况及韧带损伤情况（图 6-17）。

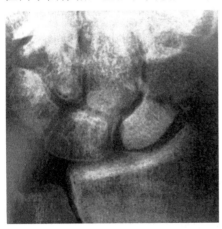

图 6-17　腕舟骨腰部骨折

四、骨折分型

1. Russe 分型　将舟骨骨折分为水平型、横型和垂直型骨折，水平型最稳定，横型次之，垂直型最不稳定。

2. Herbert 分型　Ⅰ型：新鲜（新鲜骨折＜6 周）稳定型骨折。a. 结节部骨折；b. 腰部骨折。Ⅱ型：新鲜不稳定型骨折。a. 远 1/3 斜形骨折；b. 腰部骨折；c. 近端骨折；d. 脱臼骨折；e. 粉碎骨折。Ⅲ型：延迟愈合。Ⅳ型：假关节。a. 纤维性假关节；b. 硬化型假关节。

3. 改良 Herbert 分型　是 Krimmer 等在 Herbert 分型的基础上改良而成，根据骨折的稳定程度将其分为 A 型（急性稳定型骨折）、B 型（急性不稳定型骨折）、C 型（经石膏固定术后延迟愈合达 6 周以上的骨折）及 D 型（确定的骨不连骨折）四型。稳定型骨折包括结节骨折（A1 型）和舟骨中或远侧 1/3 无移位的横形骨折（A2 型）；不稳定型骨折包括远侧 1/3 的斜形骨折（B1 型）、移位或分离骨折（B2 型）、近端 1/3 骨折（B3 型）、经舟骨的月骨周围脱位骨折（B4 型）和粉碎性骨折（B5 型）。D 型分为纤维连接（D1 型）和假关节形成（D2 型）。目前，Herbert 分型在临床上比较实用，更利于选择正确的治疗方案。

五、治疗原则

（一）非手术治疗

无移位的舟骨骨折，一般无须整复。移位的舟骨骨折，可在手法牵引下使患腕尺偏，以拇指向内按压骨块，使其复位。阳溪穴处放棉花球作固定垫，然后用塑形夹板固定腕关节伸直而略向尺侧偏、拇指于对掌位，固定范围包括前臂下 1/3、腕、拇掌及拇指指间关节，也可用短臂石膏管形固定腕关节于背伸 25°～30°、尺偏 10°、拇指对掌和前臂中立位。结节部骨折一般约 6 周均可愈合，其余部位骨折愈合时间为 3 个月，甚至更长时间。

（二）手术治疗

1. 手术指征　不稳定型腕舟骨骨折及病理性骨折，陈旧性骨折。

2. 手术方式

（1）Herbert 螺钉内固定术：对于 Herbert B 型腕舟骨骨折，目前国内临床上常采用双头加压 Herbert 螺钉内固定术治疗（图 6-18）。

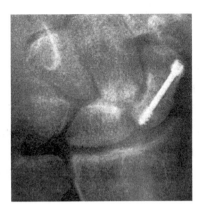

图 6-18　腕舟骨腰部骨折内固定术后

（2）骨移植术：桡骨茎突切除骨栓植骨术适用于 Herbert C 型、Herbert D 型或陈旧性腕舟骨骨折。

（3）关节融合术：舟骨－大多角骨－小多角骨（scaphoid－trapezium－trapezoid，STT）融合术适用于 Herbert D 型骨不连、慢性舟月骨分离及 Herbert B4 型腕舟骨骨折。

六、余子贞经验

（一）复位与固定

早期二号服药外敷，超关节夹板固定，固定范围由前臂下 1/3 至拇指的指间关节。敷药每日换一次，7 日改十三号敷药外敷，5 日一换至愈合。

（二）用药治疗

如有用力伤筋，用七号舒筋活络药散，加金沸草，1/3 药末，调匀敷贴，则可痊愈。如受伤之后，手掌发热，红肿切痛，此为损伤结毒，宜用十号伤科消肿药散敷贴，则能消肿止痛，每日一换，敷至痊愈。

七、编者后语

舟状骨表面 70% 由软骨覆盖，血供差，骨折后容易出现不愈合。有效、确切的固定能保护舟状骨骨折愈合过程中血液供应不会受到再次破坏，有利于骨折处的顺利愈合，是舟状骨折最主要的治疗方法。临床医师普遍认为，中医药的内服、外治有利于改善局部的血液供应，从而促进骨折处的愈合。但缺少足够的证据支持，尚有待进一步临床研究。

第十一节　掌骨骨折

一、概述

在临床上作为手部外伤，掌骨骨折非常常见，约占手部外伤的30%。若治疗不当易发生畸形愈合、肌腱粘连、关节僵硬等并发症，造成手部残疾，影响患者的工作和生活质量。

二、解剖和应用

第2～5掌骨微弯曲，凹面在掌侧，4个掌骨呈放射状排列，远端由掌骨深横韧带相连，掌侧骨间肌和背侧骨间肌附着于掌骨上。其完整与稳定对手功能发挥至关重要，虽然多数掌骨骨折可以通过非手术治疗获得满意效果，但对有移位骨折、粉碎骨折、多发骨折、关节内骨折、开放骨折等常需考虑手术治疗。

三、临床诊断

1. 临床表现　掌骨全长均可在皮下摸到，骨折时局部肿痛，功能障碍，有明显压痛，纵压或叩击掌骨头则疼痛加剧，如有重叠移位，则该掌骨短缩，可见掌骨头凹陷（图6-19）。

2. 影像学检查　手掌正斜位X线检查可协助诊断。

四、骨折分型

掌骨骨折按其骨折部位分为掌骨头骨折、颈部骨折、干部骨折和基底部骨折，掌骨干部

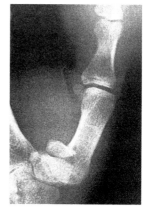

图6-19　掌骨骨折脱位

由于软组织较多，骨折后比较稳定，移位概率小。而掌骨颈骨折多属不稳定骨折，因掌侧骨皮质常粉碎，复位后掌侧有骨缺损，再加上骨间肌牵拉作用，易发生错位及成角畸形。基底部骨折要考虑是否有腕掌关节损伤。

五、治疗原则

（一）非手术治疗

整复与固定

（1）掌骨颈骨折：由于骨折片向背侧成角，常有错误地将掌指关节固定于过伸位者。因在过伸位时，侧副韧带松弛，掌骨头仍向掌侧屈转不能整复。只有在屈曲 90°位，侧副韧带紧张，然后用示指压顶近节指骨头，使指骨基底部位于掌骨头之侧，将骨断片向背侧顶，同时用拇指将掌骨干向掌侧压才能准确整复。

（2）掌骨干骨折：横形骨折或短斜形骨折整复后比较稳定者，宜采用手法整复、夹板固定。在牵引下先矫正向背侧凸起成角，以后用示指与拇指在骨折的两旁自掌侧与背侧行分骨挤压，并放置 2 个分骨垫以胶布固定，如骨折片向掌侧成角则在掌侧放一小毡垫以胶布固定，最后在掌侧与背侧各放一块夹板，厚 2～3mm，以胶布固定，外加绷带包扎。

（3）第一掌骨基底部骨折：在常规麻醉下，先将拇指向远侧与桡侧牵引，以后将第一掌骨头向桡侧与背侧推扳，同时以拇指用力向掌侧与尺侧压顶骨折处以矫正向桡侧与背侧凸起成角。手法整复后应用外展夹板固定，4 周解除外固定，进行功能锻炼。

（二）手术治疗

1. 手术指征　有移位的骨折、粉碎性骨折、多发骨折、关节内骨折、开放骨折。

2. 手术方式　克氏针固定术，单纯螺钉固定术，钢板螺钉固定术，微型外固定架固定术（图 6-20）。

六、余子贞经验

手之能握，指之能动，均有赖于掌骨的支撑。在复位固定掌骨时，特别强调注意手之握、指之动的功能恢复。第 2 ～ 4 掌骨骨折复位固定方法：让患者腕关节伸直，在手掌部外敷二号敷药，掌侧敷药如小鸡蛋大小，先放置掌侧夹板，远端不超过掌横纹，让患者拳头握紧，摸索、按压复位骨折，再放置好背侧夹板，用绑带固定。敷药每日一换，1 周后检查骨折处有无移位，可再次整复。改用十三号敷药，5 日一换，至骨折处愈合。第 1 掌骨关系拇指的外展、环转功能，骨折复位后需

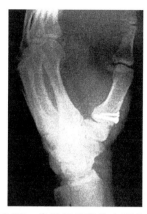

图 6-20　掌骨骨折脱位内固定术后

要将拇指固定在外展位，通常要在拇指桡侧放置一可弯曲夹板，将拇指固定在外展手掌握杯位。

七、编者后语

掌骨骨折重在手的功能的恢复，只要不影响手的功能，如果没有外观要求，轻度的畸形是可以接受的，大多数掌骨骨折都是可以非手术治疗的。但第 1 掌骨参与拇指的外展和环转功能，涉及第 1 掌腕关节的骨折，尽可能做到解剖复位，恢复关节的稳定性和运动功能，必要时建议手术治疗。

参 考 文 献

[1] 侯孝忠，唐科，刘先春，等 . 37 例掌骨骨折的手术治疗 . 中医药导报，2007，4(30): 125.

[2] Azar F M, Beaty J H, Canale S T, et al. 坎贝尔骨科手术学 . 唐佩福，王岩，卢世璧，译 . 13 版 . 北京 : 北京大学医学出版社，2018.

[3] 詹红生 . 中医骨伤科学 . 北京 : 人民卫生出版社，2015.

[4] 王满宜 . 锁骨骨折的治疗现状 . 中国骨伤，2008，21(7): 487-489.

[5] 连杰，胡华，许涛 . 锁骨骨折手术与非手术治疗的疗效分析 . 按摩与康复医学，2017，8(4): 38-40.

[6] 吴克俭，王晓宁，张建，等，肱骨近端骨折. 中华肩肘外科电子杂志, 2014 (4): 209-218.

[7] michelangelo S, Luca F, Dario D, et al. The role of external fixation in the treatment of humeral shaft fractures: A retrospective case study review on 85 humeral fractures, 2014, 46(2): 265-269.

[8] 罗冬冬，张智勇，刘彩娥，等. 急诊闭合复位外侧经皮穿针固定治疗儿童 Gartland Ⅱ 型及Ⅲ型肱骨髁上骨折. 中国骨与关节损伤杂志, 2014, 29(7): 723-724.

[9] 任荣，张楠，赵华国，等. 经皮克氏针外侧固定与内外侧交叉固定治疗儿童肱骨髁上骨折的疗效比较. 中国骨与关节损伤杂志, 2019, 34(3): 254-257.

[10] 杨庆运，陈正阳，周群，等. 肱骨髁上骨折手法复位小夹板结合石膏外固定、中药治疗的疗效观察. 中国医药指南, 2019, 17(14): 213-214.

[11] 王亦璁. 骨与关节损伤. 北京: 人民卫生出版社, 1980.

[12] Rommens P, Kuchle R, Schneider R, et al. Olecranon fractures in adults: factors influencing outcome. Injury, 2004, 35(11): 1149-1157.

[13] Veillette CJH, Steinmann FSP. Olecranon fractures. Orthop Clin NorthAm, 2008, 39(2): 229-236.

[14] Colton CL. Fractures of the olecranon in adults: classification and management. Injury, 1973, 5(2): 121-129.

[15] Chalidis BE, Sachinis NC, Samoladas EP, et al. Is tension band wiring technique the "gold standard" for the treatment of olecranon fractures？ A long term functional outcome study. J Orthop Surg, 2008, 3(3): 9.

[16] 周孜辉，王秋根，高伟，等. 不同类型尺骨鹰嘴骨折的内固定选择. 中华创伤骨科杂志, 2010, 12(6): 526-529.

[17] Huang TW, Wu CC, Fan KF, et al. Tension band wiring forolecranon fractures: relative stability of kirschner wires invarious configurations. Trauma, 2010, 68(1): 173-176.

[18] Fyfe IS, Mossad MM, Holdsworth BJ. Methods of fixation of olecranon fractures: an experimental mechanical study. J Bone Joint SurgAm, 1985, 67(3): 367-372.

[19] Ikeda M, Fukushima Y, Kobayashi Y, et al. Comminuted fractures of the olecranon: management by bone graft from the iliac crest and multiple tension-band wiring. J Bone And Joint Surg, 2001, 83(6): 805-808.

[20] Buijze GA, Blankevoort L, Tuijthof GJM, et al. Biomechanical evaluation of fixation of comminuted olecranon fractures: one-third tubular versus locking

compression plating. Arch Orthop Trauma Surg, 2010, 130(4): 459-464.

[21] Iannuzzi N, Dahners L. Excision and advancement in the treatment of comminuted olecranon fractures. J Orthop Trauma, 2009, 23(3): 226-228.

[22] 公茂琪, 蒋协远. 孟氏骨折概念的演变及治疗进展. 中国医刊, 2016, 51(10): 8-15.

[23] Nellans K W, Kowalski E, Chung K C. The epidemiology of distal radius fractures. Hand. Clin. , 2012, 28(2): 113-125.

[24] Koo O T, Tan D M, Chong A K. Distal radius fractures: an epidemiological review. Orthop Surg, 2013, 5(3): 209-213.

[25] Kreder H J, Hanel D P, Mckee M, et al. X-ray film measurements for healed distal radius fractures. J Hand Surg Am, 1996, 21(1): 31-39.

[26] Fernandez D L. Fractures of the distal radius: operative treatment. Instr Course Lect, 1993, 42: 73-88.

[27] Trumble T E, Schmitt S R, Vedder N B. Factors affecting functional outcome of displaced intra-articular distal radius fractures. J Hand Surg Am, 1994, 19(2): 325-340.

[28] Werber K D, Raeder F, Brauer R B, et al. External fixation of distal radial fractures: four compared with five pins: a randomized prospective study. J Bone Joint Surg Am, 2003, 85(4): 660-666.

[29] Markiewitz A D, Gellman H. Five-pin external fixation and early range of motion for distal radius fractures. Orthop Clin North Am, 2001, 32(2): 329-335.

[30] 张俐, 黄桂成, 尹志伟. 中医骨伤科学. 北京: 中国中医药出版社, 2016.

[31] Browner, BD. 创伤骨科学. 王学谦, 娄思权, 侯筱魁, 等, 译. 天津: 天津科技翻译出版公司, 2007.

[32] Azar F M, Beaty J H, Canale S T, et al. 坎贝尔骨科手术学. 唐佩福, 王岩, 卢世璧, 译. 13 版. 北京: 北京大学医学出版社, 2018.

[33] Sahib M, Tarik K. Wrist instability after injury. Mat Soc Med, 2012, 24(2): 121-124.

[34] 杨冬发, 彭昌贵, 侯之启, 等. 经皮微创 Herbert 螺钉内固定治疗腕舟骨骨折的临床研究. 中国当代医药, 2014, 21(1): 27-30.

[35] Rhemrev SJ, Ootes D, Beeres FJ, et al. Current methods of diagnosis and treatment of scaphoid fractures. Int J Emerg Med, 2011, 4(4): 1-8.

第7章 下肢骨折

第一节 髋臼骨折

一、概述

髋臼由髂骨、坐骨及耻骨三块骨形成，与股骨头共同组成髋关节。髋臼骨折是暴力作用于髋臼与股骨头产生的结果，常见于高能量损伤，损伤机制复杂。因髋臼骨折的粉碎和移位，髋臼与股骨头之间失去正常的解剖位置关系，关节面负重改变，故创伤性关节炎为髋臼骨折常见并发症。

二、解剖与应用

1. 髋臼的柱形结构　①前柱：由髂嵴、髋臼前半和耻骨组成；②后柱：由坐骨、坐骨棘、髋臼后半和坐骨切迹密质骨组成。髋臼柱的概念有利于从解剖系统探讨骨折分型、手术入路及手术方法。

2. 髋臼的前/后壁　由髋臼缘、部分髋臼关节面及关节软骨组成，是髋臼前/后柱的一部分。

3. 髋臼穹顶　为支持股骨头的关节面负重部分，解剖复位髋臼穹窿并修复其与股骨头正常配位是髋臼骨折治疗的首要目的。

4. 坐骨神经　由梨状肌下方穿出坐骨大切迹，当发生髋臼后方骨折-脱位时易伤及。

三、临床诊断

1. 临床表现　髋臼骨折多为高能量损伤，常合并腹部、盆腔等重要脏器损伤，可并发股骨颈骨折、膝关节等损伤；患者患侧腹股沟、臀后侧及髋关节外侧可存在疼痛，患侧髋部肿胀，活动受限，压痛明显。必须进行神经损伤评估，尤其是评估坐骨神经与股神经损伤程度；需排除髂内、外血管损伤，防止因活动性出血而导致的失血性休克（图 7-1）。

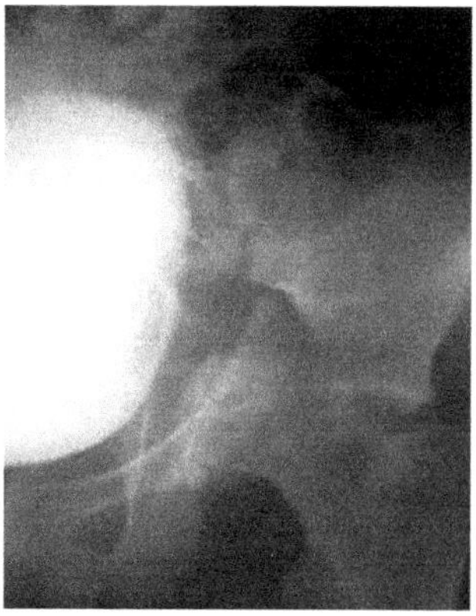

图 7-1　髋臼骨折（中心性脱位）

2. 影像学检查　髋臼骨折的主要影像学检查包括 X 线检查、CT 扫描及三维 CT 重建，MRI 对诊断意义不大，但有助于判断股骨头血供状态。

（1）X 线检查：①前后位检查：需显示 Letournel 提出的 6 个放射学标记线，即髂耻线（前柱内缘）、髂坐线（后柱后外缘）、后唇线（髋臼后缘游离缘）、前唇线（髋臼前缘游离缘）、臼顶线（髋臼顶部投影）及泪滴线（Kohler 泪滴投影）；②髂骨斜位检查：可显示整个髂骨、后柱和前唇；③闭孔斜位检查：可显示髋臼前柱与后柱。

（2）CT 扫描：可进一步显示骨折块、关节内游离骨块，以及判断髋臼缘是否存在压缩性骨折；而三维 CT 重建更直观立体显示髋臼骨折情况，有利于整体评估骨折移位程度。

四、骨折分型

髋臼骨折分型有 AO/OTA 分型、Letournel-Judet 分型、Marvin Tile 分型等，其中最为常用的是基于解剖系统的 Letournel-Judet 分型。Letournel-Judet 分型将骨折分为两个基本型：简单骨折型与复合骨折型。简单骨折型为横行或累及一个柱、一个壁的孤立性骨折，复合骨折型为两个简单骨折并存的髋臼骨折（表 7-1）。

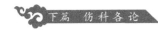

表 7-1　Letournel-Judet 分型

分型	临床表现
简单骨折	后壁骨折：常合并股骨头后脱位
	后柱骨折：骨折线起于坐骨大切迹，穿过髋臼后壁关节面，止于闭孔
	前壁骨折：前柱完整，坐骨、耻骨支无骨折
	前柱骨折：髂耻线连续性中断，股骨头前内侧位
	横行骨折：髋臼被分为上下两部分
复合骨折	后柱 + 后壁骨折
	横断 + 后壁骨折
	"T"形骨折：横行骨折合并纵向骨折线
	前柱 + 后半横断骨折
	双柱骨折

五、治疗原则

（一）非手术治疗

非手术治疗的方法主要为不负重或者骨牵引 6 ～ 12 周，此后定期复查 X 线排除骨折移位。当满足以下条件时可选择非手术治疗：①无移位或轻微移位的骨折：移位小于 3mm 的骨折；②有明显移位，但估计关节受累部位对预后影响不大的骨折；③移位双柱骨折的继发匹配；④存在手术治疗禁忌证如高龄骨质疏松患者及局部软组织感染等。

（二）手术治疗

1. 手术指征　髋臼骨折的手术指征包括：①髋关节不稳定：骨折片移位超过 3mm，或尽管骨折移位不明显但骨折线位于髋臼顶负重区导致髋关节不稳，包括后壁或后柱骨折移位、前壁或前柱骨折移位；②髋关节匹配不佳：髋臼骨折后因关节腔内游离骨块或其他原因导致的股骨头与髋臼匹配不佳，包括横行或"T"形骨折、双柱骨折；③合并股骨头脱位或半脱位；④合并神经损伤。

2. 手术方式

切开复位内固定术：可使关节面精确复位，根据髋臼骨折的不同类型，需选择相应的手术入路（图 7-2）。用于髋臼骨折手术治疗的入路主要有前入路（髂腹股沟入路、改良的 Stoppa 入路、髂股入路）、后入路（Kocher-Langenbeck 入路）、扩展入路（扩展的髂股入路）及前后联合入路（髂腹股沟入路 +Kocher-Langenbeck 入路）。2003 年 Tile 等定制了手术入路的选择表，具体见表 7-2。

表 7-2　Tile 手术入路选择表

髋臼骨折类型	Tile 手术入路选择
髂耻隆突上方骨折	髂股入路
耻骨联合及方形区骨折	髂腹股沟入路、改良的 Stoppa 入路
后壁及后柱骨折	Kocher-Langenbeck 入路
横行伴后壁骨折	Kocher-Langenbeck 入路
横行骨折	视骨块旋转情况而定
"T" 形骨折	视骨折具体情况而定
双柱骨折	视骨折具体情况而定

六、余子贞经验

1. 复位与固定　跌打撞压，而髋骨臼受伤，重则骨臼破裂和崩缺等症，髋骨臼崩裂之状，乃是股骨头脱离髋骨臼之时，则髋骨臼受到猛烈震动，以致破裂和崩缺，如有髋骨臼崩裂，须用手术（整复手法），安回股骨头在髋骨臼相合原位，两足齐整，左右髂骨平衡，检查左右股大粗隆骨相对，及无高低与开埋，则髋骨臼初步整理齐整。

2. 用药治疗　骨盆骨受伤，用药治疗，内服外敷，分症及时治疗，可无一失，需要早治，清除积瘀，永无痼疾之忧，倘若初治，不能彻底治疗，或手法不精，分断不明，或不听医嘱，遂致成为痼疾。

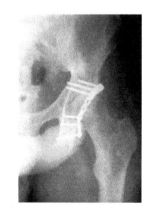

图 7-2　髋臼骨折内固定术后

骨盆骨脱骱，手术（手法）后，安回原骱，则用第九号伤科安骱药散敷贴，每日一换，贴至瘀清痛止，再转换十三号伤科解毒药膏敷贴，如有腰骶骨疼痛，用九十九号伤科解凝药膏敷贴，或有久伤疼痛，用一百号伤科追风药膏敷贴，5 日一换，内服清瘀止痛丸，重伤者，拟方治之，瘀清痛止，治疗痊愈为度。

七、编者后语

过去对髋臼解剖结构、生物力学等认识，不能像现在这样深入，治疗手段也非常有限。但余子贞先生强调在治疗髋臼骨骨折时，要做到双下肢等长、两侧对称及髋关节的稳定，这仍是我们治疗髋臼骨折的基本原则。

第二节　股骨颈骨折

一、概述

股骨颈是髋关节的重要组成部分，股骨颈骨折约占整个髋部骨折的 54%，占人体全身骨折的 3.58%，多发于老年人。因股骨头的血供特点，股骨颈骨折患者易发生股骨头缺血性坏死及骨折不愈合等情况。而高龄股骨颈骨折患者由于基础疾病较多，常存在心血管、肺炎、血栓、感染等高危风险，因此一旦发生股骨颈骨折需及时治疗。

二、解剖与应用

1. 解剖

（1）颈干角：冠状面上股骨颈与股骨干轴线的夹角，范围为 110°～140°，成年人平均为 125°；髋关节置换颈干角过大易导致大腿内收时髋关节脱位。

（2）前倾角：轴位上股骨颈与股骨外侧髁后髁连线的夹角，范围为 10°～12°；髋关节置换前倾角过大易导致大腿外旋时股骨颈轴线超过髋臼前缘，造成髋关节前脱位（图 7-3）。

（3）Ward 三角：大转子、小转子与转子间嵴中间部分区域是骨小梁缺乏的薄弱地带，是股骨颈骨折的好发部位。

2. 股骨颈的血液供应　①旋股外、内侧动脉在股骨颈基底部形成的关节囊外动脉环，动脉环又发出 4 条颈升动脉，股骨头大部分血供由其中的骺外侧动脉供应，在股骨颈移位时该动脉常发生损伤；②股骨干滋养动脉；③股骨头圆韧带动脉。

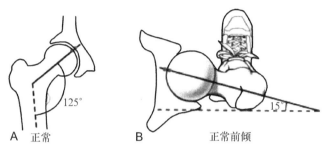

图 7-3　股骨颈颈干角及前倾角示意图

三、临床诊断

1. 临床表现　有明确外伤史，青年人多为高能量损伤，老年人因合并骨质疏松症多为低能量损伤；表现为髋部疼痛伴活动受限，骨折移位明显时，患肢可有外旋、外展和短缩畸形，骨折无明显移位或嵌插骨折时上述症状不显著（图 7-4）。

2. 影像学检查　骨盆正位及髋关节正侧位 X 线可明确诊断，CT 检查可判断股骨颈移位和成角程度，MRI 检查有助于判断股骨头血供情况。

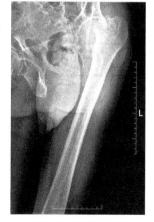

图 7-4　股骨颈骨折

四、骨折分型

目前临床上对于股骨颈骨折常见分型有按骨折部位分型、Pauwels 分型和 Garden 分型。按骨折部位分型遵循股骨颈力学和血供特点，对临床具有指导意义；Pauwels 分型按骨折线与水平线夹角即 Pauwels

角将骨折分类，夹角越大提示骨折越不稳定；Garden 分型从骨折稳定性和股骨头血供破坏程度进行分类，Ⅰ～Ⅳ型骨折严重程度递增（表 7-3～表 7-5）。

表 7-3　按骨折部位分型

分型	临床表现
头下型骨折	骨折线位于股骨头与股骨颈交界处，因骨头移位血供破坏严重，易发生股骨头坏死
经颈型骨折	骨折线位于股骨颈中段，骨折不稳定性更高，易发生股骨头坏死与骨折不愈合
基底型骨折	骨折线位于股骨颈和大转子之间，骨折两端血供良好，骨折易愈合，股骨头不易坏死

表 7-4　Pauwels 分型

Pauwels 分型	临床表现
Ⅰ型	＜ 30°，稳定性骨折
Ⅱ型	30°～50°
Ⅲ型	＞ 50°，不稳定性骨折

表 7-5　Garden 分型

分型	临床表现
Ⅰ型	不完全骨折且骨折不移位，包括"外展嵌插骨折"
Ⅱ型	完全骨折，但无移位或移位微小
Ⅲ型	完全骨折伴部分移位
Ⅳ型	完全骨折且完全移位

五、治疗原则

（一）非手术治疗

对于 Garden Ⅰ、Ⅱ分型或外展嵌插型骨折，以及 Pauwels 角＜ 30°的稳定性骨折可采取非手术治疗，将患肢轻度外展位皮肤牵引或"丁"字鞋固定 3 个月以上，定期进行 X 线复查，如发现骨折端有移位则及时手术治疗。

（二）手术治疗

1. **手术指征** 由于股骨颈骨折非手术治疗需长期卧床，易导致深静脉血栓、肺部感染、压疮等并发症，可增加老年患者病死率，因此除无法耐受手术者，尽可能行内固定治疗。

2. **手术方式**

（1）内固定术：见图 7-5。

1）空芯加压螺钉内固定：3 枚平行空芯螺钉呈倒三角形构型，下方螺钉经过股骨距，后上方螺钉贴近股骨颈后侧皮质，以靠近压力骨小梁及张力骨小梁走向为佳，螺钉间距达 15mm 以上，尽量贴近骨皮质。

2）多针内固定：因内固定钉体直径小，固定轴心多，存在骨质破坏程度低以及股骨颈血运影响较小等优点，一定程度上可减少骨折不愈合的发生。但多针内固定不能保证断端稳定性，因此不利于患肢早期下地和功能锻炼。

3）滑动式钉板固定：包括动力髋螺钉、Richard 钉等，滑动式钉板固定能够加强股骨颈后外侧断端的支撑，骨折的生物稳定性得到加强，但此类内固定切口较大，对股骨头血供有一定影响。

（2）髋关节置换术：见图 7-5。

1）半髋关节置换术：当符合以下情况时，建议行半髋关节置换术。①年龄 ≥ 65 岁；② Garden Ⅲ、Ⅳ型骨折；③合并多种或严重基础疾病；④对活动要求不高；⑤高年龄，预期寿命短；⑥不能耐受全髋关节置换术；⑦先天性骨关节炎；股骨头部良性肿瘤不易去除植骨者；恶性肿瘤转移导致的病理性骨折。

2）全髋关节置换术：以下情况建议采用全髋关节置换术。①年龄 ≤ 65 岁；②可耐受手术；③对生活质量有较高要求，活动量大；④预期寿命较长；⑤不能长期卧床；⑥有原发性或创伤性髋关节炎；⑦有股骨头缺血性坏死或股骨颈骨折不愈合者；⑧切开复位内固定治疗失败者。

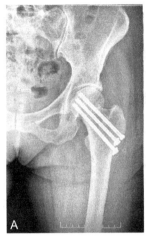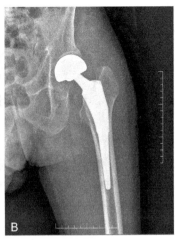

图 7-5　股骨颈骨折

A.左股骨颈骨折内固定术后 X 线片；B.右股骨颈骨折，人工髋关节置换术后 X 线片

六、余子贞经验

古代医籍对股骨颈骨折的治疗有所记载，《伤科汇纂·环跳骨》曰："令患人仰卧于地，医人对卧于患人之足后，两手将患脚拿住，以右足伸华患人胯下臀上，两手将脚拽来，用足华去，身子往后卧倒，手足身子并齐用力。"以此为股骨颈骨折整复手法。

余子贞先生认为，检查股骨颈断折，筋膜尚未破烂，叫伤者卧在手术床上，将两脚摆齐平整，检查脚无长短，将折骨端伤口对整合拢，最好不多动手术，但忌站立、起坐和移步行动，继续敷治一二个月，则能痊愈。股骨颈断折和股骨颈破碎，必须要手术，用摸索法和按摩法，将股骨整理骺骨齐整，复回原位，用药敷贴，竹壳包扎固定。检查方法：将两脚比对，不能齐整，发现有高低，伤脚也可伸长或缩短，是股骨颈断折的表现，检查筋膜尚未破烂，虽不能坚固，仍有动摇，但治疗愈合之期，稍为容易。如有重伤，细心检查，唯有将两脚摆直，脚掌向上，伤脚掌竖起，不能直立，遂致脚掌向左倒，或向右倒贴到床，则可以证明股骨颈断折，兼有筋膜撕烂和破裂，治疗稍难，如有受伤日久，勉强履步，摇动伤口，以致筋膜和筋络都有撕破，更加难治。股骨颈骨折之后，治疗痊愈，须要保护，方无后患，如果治愈之时，伤者虽则可能履步，但不可以为能履步即步，需要卧床休息，不可多步，继续休息约半年，方能双足稳健，步履正常，且无痛苦，倘若提早履步，不知爱惜伤足，多于走动，步伤折骨，日夜发痛，调理更为困难。如果股骨颈断折，初始治疗，需要保护适宜，方能早日调理痊愈，可无一失，又无跛躄和痼疾，余躬历多年，屡经应验，治愈者，非一二人，亦有百数。

七、编者后语

股骨颈骨折移位的剪切应力大，股骨颈骨折容易移位，骨折后股骨头的血供受到破坏，容易出现股骨头坏死等并发症。因此，稳定股骨颈骨折，保证骨折愈合过程顺利进行，并让股骨头的血供不会受到进一步破坏，是股骨颈骨折治疗的重要措施。

无移位或外展嵌插型股骨颈骨折适合非手术治疗，对不稳定的、移位的股骨颈骨折，应积极主张手术治疗。至于选择何种手术方式，应综合考虑骨折类型、患者的年龄、身体情况等诸多因素，合理选择手术方式。另外，股骨颈骨折非手术治疗需长期卧床，易导致深静脉血栓、肺部感染、压疮等并发症，无论是非手术治疗，还是手术治疗，都应该关注抗凝等治疗，预防并发症的发生。

第三节　股骨转子间骨折

一、概述

股骨转子间骨折是指股骨颈基底关节囊以下至小转子下缘之间的骨折，约占全身骨折的3.21%，老年人高发。转子间骨折患者多伴有骨质疏松症、糖尿病、心血管疾病等基础疾病，非手术治疗需长期卧床，进而导致多种并发症，增加死亡率，因此临床上需积极手术治疗。

二、解剖与应用

1. 解剖

（1）股骨转子间：为股骨大、小转子间的部分，以骨松质结构为主，因旋股内侧动脉和旋股外侧动脉分支环绕而血供丰富，骨折愈合率较高。

（2）股骨距：位于股骨颈与股骨干连接部的内后侧，由多层骨致密板构成，是股骨近端负重系统的重要组成。

2. 股骨转子部肌肉附着情况

臀中肌、臀小肌附着于股骨大转子，大转子骨折后受其牵拉向上、向后移位；髂腰肌附着于小转子，小转子骨折后受其牵拉向上、向内移位；内收肌附着于股骨干，股骨干骨折后受其牵拉向内侧移位。

三、临床诊断

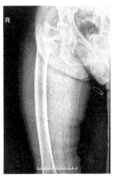

图 7-6　股骨转子间骨折 X 线片

1. 临床表现

有髋部外伤史，髋关节疼痛伴活动受限，不能行走或站立；患侧下肢短缩畸形；患侧大转子肿胀、可见瘀斑，压痛叩击痛阳性。

2. 影像学检查

骨盆正位和髋关节侧位一般可确诊，CT 扫描及三维重建可精确评估骨折移位程度和方向，MRI 检查可发现隐匿性转子间骨折或排除相关病理性骨折（图 7-6）。

四、骨折分型

目前股骨转子间骨折最常用的分型为 Evans-Jensen 分型和 AO/OTA 分型。Evans 于 1949 年按骨折复位后内侧皮质是否完整提出了股骨转子间骨折的分型，Jensen 和 Michaelsen 于 1975 年对该分型进行了修改，即 Evans-Jensen 分型。而 AO/OTA 分型则同时强调骨折内外侧皮质的完整程度（表 7-6、表 7-7）。

表 7-6　Evans-Jensen 分型

Ⅰ型 简单的两部分骨折	Ⅰ A 型 无移位骨折
	Ⅰ B 型 移位的两部分骨折
Ⅱ型 三部分骨折	Ⅱ A 型 三部分骨折，大转子分离
	Ⅱ B 型 三部分骨折，小转子分离
Ⅲ型 四部分骨折	累及大小转子

表 7-7　AO/OTA 分型

A1 型 经转子简单骨折	A1.1 型 经转子间线骨折
	A1.2 型 通过大转子的骨折
	A1.3 型 小转子远侧骨折
A2 型 经转子粉碎骨折	A2.1 型 中间有一个骨折块
	A2.2 型 中间有数个骨折块
	A2.3 型 粉碎骨折范围延伸超过小转子下 1cm
A3 型 反转子间骨折	A3.1 型 简单斜形骨折
	A3.2 型 简单横形骨折
	A3.3 型 粉碎性骨折，骨折线涉及骨干

五、治疗原则

（一）非手术治疗

因股骨转子间血供丰富，骨折愈合率较高，故非手术治疗在 20 世纪 60 年代较为普遍，非手术治疗方法为卧床牵引 12 周。然而由于单纯牵引难以维持骨折处稳定性，容易出现患肢短缩和髋关节内翻畸形；且长期卧床极易导致坠积性肺炎、血栓栓塞等并发症，死亡率提高，因此目前非手术治疗仅适用于不能耐受手术或伤前已失去活动能力的患者。

（二）手术治疗

1. 手术指征　转子间骨折多发生于老年人，非手术治疗易导致各种并发症，提高死亡率，因此可耐受手术的转子间骨折患者均应接受手术治疗。

2. 手术方式

（1）动力髋螺钉：是目前广泛应用的髓外固定器械，由螺纹粗大

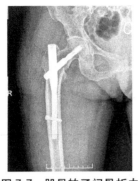

图 7-7　股骨转子间骨折内固定术后 X 线片

的头颈拉力螺钉和带套筒的侧方钢板组成。动力髋螺钉可将股骨头颈段与股骨干固定为一体，稳定维持颈干角，并将股骨头所受应力分解为轴向和垂直应力，具有滑动和加压双重功效。动力髋螺钉使用时要求股骨大转子外侧壁具有完整性，而对于反转子间骨折因骨折线与螺钉滑动方向平行，动力髋螺钉为禁忌（图 7-7）。

（2）髓内钉：股骨近端防旋髓内钉（proximal femoral nail antirotation，PFNA）是 AO 研发的一种髓内固定系统，其由螺旋刀片、主钉、主钉尾帽、远端锁定钉组成。因 PFNA 符合生物负重力线，可有效分布应力并较好地恢复颈干角，适用于高龄损伤严重的转子间骨折患者。PFNA 与其他手术治疗相比，具有创伤小、手术时间短、出血量小、手术风险低等优点，但其同样存在弊端，如若大转子外侧壁破损严重，因螺旋刀片缺少坚硬骨皮质支撑，可导致内固定失效。

（3）人工髋关节置换术：应用于股骨转子间骨折仍存在争议，需严格把握适应证。若患者在骨折前已出现股骨头缺血坏死或骨性关节炎，或已存在内固定失败再次内固定疗效差，或合并严重骨质疏松无法行内固定治疗时，建议采用人工髋关节置换术。人工髋关节置换术具有患者术后较早地活动康复训练等优点，对于老年患者内科疾病较多者疗效较好。

六、余子贞经验与病案

（一）手法复位

伤者卧在手术床上，将两足摆齐，足现有长短，又将两膝竖起，亦有高低，将两膝左右稍为分开，按摩齐整，然后合埋两膝，伸直两足，摸索髀骨齐整，两脚比较相对，敷药包扎，安置沙袋在外固定。

（二）用药经验

手术后内服三七末和跌打镇痛丹，外敷八号舒筋接骨药散，每日一换，手法整复，贴至疼痛大减，神气清爽，继续敷治 20 日，伤足稍能微动，检查摸索整齐。敷治 1 月余，则能试踏技者手上，考察能否生实坚固，治疗 2 个月，则伤足可能举高和起立，治疗 3 个月，扶杖履步，治疗 150 日，自行履步痊愈。

七、编者后语

股骨上段是一个弓形的结构，内侧附有强大的内收肌，所以该骨折的非手术治疗容易出现内收短缩畸形，通常来说，仅仅是内收短缩畸形 1 ～ 2cm，并不会出现明显的跛行，但是内收合并短缩畸形，则情况不同，因为内收肌的强大作用，很难通过髋关节的外展活动来代偿，通常是通过骨盆的倾斜来纠正患肢的负重力线，由此造成了相对长度的短缩，进一步加重患肢的短缩畸形，当行走时，出现严重跛行。因此，股骨粗隆间骨折的轻度外翻可以接受，但轻度内翻则会引起严重跛行，故在对股骨转子骨折进行非手术治疗时，要注意保持患肢于外展位，并避免早期负重，防止内收畸形的产生。

股骨粗隆间骨折的非手术治疗需要长时间卧床，容易引起其他并发症，若身体情况允许，建议尽早手术。

第四节　股骨干骨折

一、概述

股骨干是人体中最长最粗的管状骨，被三组强壮肌肉附着，股骨整体呈轻度向前外弧度弯曲，弯曲中心在股骨干的中 1/3。股骨干骨折是指股骨小转子以下、股骨髁以上骨干部分的骨折，是临床常见骨折之一。股骨干骨折通常由强大暴力造成，也可由长期疲劳和压力导致。股骨干骨折若治疗不当，易引起长期功能障碍及严重残疾。

二、解剖与应用

股骨干周围附着肌肉：①臀中肌、臀小肌附着于大转子，作用为外展、屈曲、外旋髋关节；②髂腰肌附着于小转子，作用为屈髋、微外旋；③股四头肌包括股直肌、股内侧肌、股外侧肌、股中间肌，除股直肌起自髂前下棘和髋臼上部跨越髋关节、膝关节外，其余均起自股骨，仅跨越膝关节，主要作用为伸膝；④内收肌群附着于股骨粗线及其内侧唇，主要作用为髋关节内收；⑤后侧肌群包括股二头肌、半膜肌、半腱肌，主要作用为伸髋、屈膝。

三、临床诊断

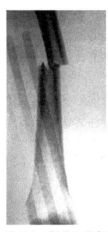

图 7-8　股骨干骨折
X 线片

1. 临床表现　多因严重暴力损伤，大腿疼痛、畸形、短缩、肿胀伴活动障碍，可合并血管神经损伤，需评估失血量同时监测患者生命体征（图 7-8）。

2. 影像学检查　股骨干骨折常规行包含膝关节和髋关节的股骨全长 X 线检查和 CT 检查，可精确了解骨折处情况，怀疑有血管损伤时需行血管造影或增强 CT 以明确诊断。

四、骨折分型

股骨干骨折根据损伤机制和解剖部位有多种分型，目前临床上常用的是 AO/OTA 分型。AO 分型将股骨干骨折按严重程度分为 ABC 三类，各类又可细分为 3 型（表 7-8）。

表 7-8　股骨干骨折 AO 分型

A 型 简单骨折	A1 简单螺旋骨折
	A2 简单斜形骨折 ≥ 30°
	A3 简单横形骨折 < 30°
B 型 楔形骨折	B1 螺旋楔形骨折
	B2 弯曲楔形骨折
	B3 粉碎楔形骨折
C 型 粉碎性骨折	C1 粉碎螺旋骨折
	C2 节段性粉碎骨折
	C3 不规则粉碎性骨折

五、治疗原则

（一）非手术治疗

股骨干周围有强大肌群包裹，对骨折块产生成角应力，一般手法及石膏均难以维持复位，因此任何股骨干骨折除了无移位的骨裂以外，均为不稳定性骨折。就理论上而言，除了儿童和不能耐受手术患者，所有股骨干骨折患者均应进行手术治疗。成人非手术治疗可采用Braun架固定持续牵引或Thomas架平衡持续牵引，牵引过程中定期测量肢体长度并复查X线，牵引时间为8～10周，期间进行肌肉等长收缩训练以防止肌萎缩。

（二）手术治疗

1. 手术指征　股骨干骨折的手术治疗方案有多种选择，手术的治疗目的为良好的复位、牢靠的固定以及早期功能锻炼。

2. 手术方式

（1）接骨板内固定：用于股骨干骨折治疗的接骨板以锁定加压钢板应用最为广泛，锁定加压钢板综合了有限接触钢板、动力加压接骨板、点状接触接骨板及微创固定系统等优势，可有效保护骨与周围软组织血供，更能体现生物学内固定理念；但其同样存在如导致骨不连、接骨板断裂、骨折等并发症等缺点（图7-9）。

（2）髓内钉内固定：治疗股骨干骨折以交锁髓内钉应用最多。与髓外固定相比，髓内钉轴向固定具有应力遮挡小、固定牢靠等优点，而骨折早期骨折端形成的局部微动可促进骨痂形成，减少骨不连的发生概率。

（3）外固定架固定：较内固定治疗有手术时间短、难度小、创伤轻等优点，但其力学环境差，局部感染及固定针松动等并发症发病率

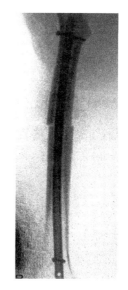

图7-9　股骨干骨折内固定术后X线片

较高，适用于合并有严重软组织损伤的股骨开放性骨折。外固定架固

定治疗应根据患者的实际情况选择是临时固定还是最终固定，待骨折部位组织恢复后及时更换为内固定。

六、余子贞经验

1. 复位与固定　患者取平卧位，医者伸直其双下肢，助手向下牵引患肢，医者摸索伤骨，按齐折骨，将骨折断端锁定，用双手固定骨折，轻轻活动下肢，骨折上下能一起活动，双下肢等长，足的方向一致，则表明骨折复位良好，随后敷药并以夹板固定。若骨折处容易移位，于夹板外再用长竹壳固定，上至腰部，下至小腿。外敷中药以促使骨折处早日愈合。

2. 用药治疗　初诊手法整复后，给予八号舒筋接骨药散敷贴，每日一换，内服三七末 3g，翌日服清瘀止痛丸，至痊愈。

七、编者后语

股骨干周围有强大的肌群包裹，对骨折块产生成角应力，非手术治疗很难维持骨折处的稳定。因此，成人股骨干骨折都建议手术治疗。股骨是人体最大的长管骨，复位和固定并不困难。但事实上，股骨干骨折是我们在临床工作中遇到并发症最多的骨折。如内固定失败、畸形愈合、感染、膝关节功能异常等，在处理股骨干骨折时应该足够重视，以减少并发症的发生。

第五节　股骨髁上骨折

一、概述

股骨远端骨折是指股骨远端关节面以上 15cm 内的骨折，包括髁上骨折和髁间骨折。基于股骨远端解剖特点，此部位骨折多为高能量损伤，约占股骨骨折的 4%，多合并严重软组织损伤，常累及膝关节关节面，易导致伸膝装置粘连、骨折不愈合、创伤性关节炎等并发症。

二、解剖与应用

股骨力学轴线：从股骨头中央到膝关节中央的连线，该轴线与躯体长轴的夹角为3°。

股骨解剖轴线：是股骨梨状窝与股骨髁间窝前交叉韧带止点前方1cm处的连线，该轴线与躯体长轴夹角为9°。

膝关节外翻角：为股骨解剖轴线与胫骨解剖轴线的夹角，正常值为6°；在股骨远端骨折治疗过程中，外翻角超过15°或存在任何内翻角都会导致膝关节创伤性关节炎。

股骨周围肌肉：①腓肠肌内、外侧头分别起始于股骨内、外侧髁关节缘后方，骨折时可导致骨折远端后倒并向后移位；②前方股四头肌与后方腘绳肌收缩牵拉胫骨近端，顶推股骨断端可导致股骨短缩；③大收肌止于股骨内上髁近端内侧面的收肌结节，骨折时可导致骨折远端内翻。

股骨远端血管及神经：股骨远端后方存在股动脉、腘动脉、坐骨神经和胫神经；骨折时骨折端易刺伤血管损伤神经。

三、临床诊断

1.临床表现　有明确的高/低能量直接暴力损伤或轴向传导的间接暴力损伤，股骨远端疼痛、肿胀、畸形伴活动受限；可合并血管及神经损伤，表现为肢体苍白、皮温下降、足背动脉搏动消失等。

2.影像学检查　膝关节正侧位、双斜位及股骨全长X线检查可判断骨折（图7-10）；CT扫描及三维重建可明确关节内的骨折粉碎情况；MRI检查通常不是必需的，但是怀疑有韧带或半月板损伤时MRI检查可明确诊断。

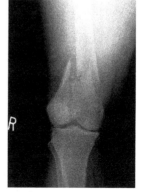

图7-10　股骨远端骨折X线片

四、骨折分型

目前临床股骨远端骨折类型以 AO 分型使用最为广泛，AO 分型依据形态特征将股骨远端骨折分为关节外骨折、部分关节内骨折、完全关节内骨折，分别以 A、B、C 分组，各组再根据骨折严重程度分为 1、2、3 三个亚型（表 7-9）。

表 7-9　股骨远端骨折 AO 分型

A 型 关节外骨折	A1 简单骨折
	A2 楔形骨折
	A3 粉碎骨折
B 型 部分关节内骨折	B1 外髁矢状骨折
	B2 内髁矢状骨折
	B3 冠状面骨折
C 型 完全关节内骨折	C1 干骺端、关节面简单骨折
	C2 干骺端粉碎、关节面简单骨折
	C3 关节面粉碎骨折

五、治疗原则

（一）非手术治疗

股骨远端骨折非手术治疗通常需要先骨牵引 6～8 周，然后再用管型石膏或支具固定，但存在难以维持复位、固定不牢固等缺点，且需长期卧床和超关节制动，易导致并发症的发生，因此仅适用于儿童股骨远端骨折、移位不明显或可简单复位的稳定性股骨远端骨折，以及不能耐受手术的患者。

（二）手术治疗

1. 手术指征　只要患者一般情况允许，无明显手术禁忌，多数股骨远端骨折都应行手术治疗。手术治疗的目的是：①恢复关节面的解剖复位；②骨折的干骺端与骨干复位，恢复正常力线、长度和旋转关系；③稳定内固定；④术后早期活动及肢体康复锻炼。

2. 手术方式　手术治疗可通过外固定架、钢板、螺钉、髓内钉等固定材料的联合应用，结合骨折类型、软组织损伤等条件，给予股骨骨折端坚强的固定。然而无论采取何种手术方法，累及关节面的骨折均需达到解剖复位，存在韧带损伤时需行相应治疗。

内固定治疗：

1）钢板固定：见图 7-11。

A. 角钢板与动力髁螺钉：角钢板是最早用于股骨远端骨折的内固定系统，具有牢固固定、价格低廉等优势，但是对手术的精确度要求较高；动力髁螺钉是角钢板的改良版，但不适用于老年性骨质疏松患者或内侧髁骨块＜4cm 患者。

B. LISS 钢板：是一种体内的骨外固定式固定钢板，具有成角稳定、手术微创、保护血供等特点，因此适用于股骨远端骨折伴骨质疏松症患者。

2）髓内钉固定术：髓内钉为承载负荷但不遮挡负荷的内固定物，能较好地保护软组织，具有生物学固定优势。在治疗股骨远端骨折时，髓内钉经股骨髁间窝、股骨轴线打入，通过 2 枚内锁栓固定，可最大幅度减少对关节的影响，使手术微创化，但对于股骨远端冠状骨折或髁间严重粉碎性骨折效果较差。

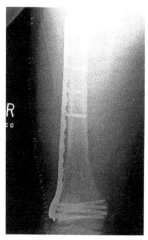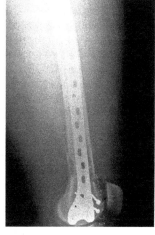

图 7-11　股骨远端骨折内固定术后 X 线片

六、余子贞经验

1. 复位与固定 嘱患者平卧，摆直双下肢，比较两侧有无长短，摸索裂骨，按摩骨干齐整，伤口埋合有无凹凸。外敷八号舒筋接骨药散敷贴后，夹板固定。将患肢置于自制的支架上，每日一换，贴至第8天将近愈合，折骨伤口处有胶黏性的骨，换药时将折骨细致按摩齐整，20日左右，骨已经生实坚固，可让患者坐床边做轻度屈曲膝关节的运动，慢慢加大运动角度，改用十三号伤科解毒药膏敷贴，5日一换，贴至痊愈为度。

2. 用药治疗 初诊时，内服伤科镇痛丹和清瘀止痛丸，久伤和妊娠女性者内服活血止痛丸，兼病者，拟方治之。

七、编者后语

股骨髁上骨折治疗后，容易出现膝关节屈曲受限等并发症，无论是非手术治疗，还是手术治疗，都要关注早期功能锻炼与康复，减少膝关节屈曲受限等并发症。

第六节 髌骨骨折

一、概述

髌骨是全身骨骼中最大的籽骨，形态呈倒三角形，是连接股四头肌肌腱与髌韧带的重要桥梁。因其位于膝前皮下，位置表浅，易受到跌倒、坠落或股四头肌强烈收缩导致直接或间接暴力性骨折。髌骨骨折是临床常见的关节内骨折之一，发生髌骨骨折后易导致膝关节功能障碍、创伤性关节炎、骨折畸形愈合等，因此大部分髌骨骨折需及时治疗。

二、解剖与应用

伸膝装置：由股四头肌、伸膝支持韧带、髌骨及髌韧带组成；股四头肌肌腱附着于髌骨上极，并逐渐变薄向下延伸经过髌骨表面与髌韧带相连，止于胫骨结节。髌骨骨折时，伸膝装置破坏，膝功能发生障碍。

股四头肌角：髂前上棘与髌骨中心连线和髌骨中心与胫骨结节连线的锐角；正常范围男性为 $8°$ ～ $10°$，女性为 $10°$ ～ $20°$，股四头肌角为股四头肌收缩时向外的分量，股四头肌角越大髌骨半脱位风险越高。

三、临床诊断

1. 临床表现 有明确的外伤史，膝关节肿痛伴活动受限；髌骨表面可触及骨折裂痕或凹陷，浮髌试验可呈阳性。

2. 影像学检查 X 线正位片可显示髌骨横行、上下极、粉碎骨折；侧位片可反映骨折移位情况；轴位片可显示软骨下骨、垂直边缘骨折。CT 扫描可用于骨折愈合及关节面平整的评估，而 MRI 有助于查看软骨的缺损。

四、骨折分型

髌骨骨折可根据骨折线形态分为无移位骨折和移位骨折，并且可进一步细分为星形骨折、横形骨折、垂直骨折等，即 Saunders 分型（表 7-10）。

表 7-10 Saunders 分型

移位骨折	星形骨折	
	横形骨折	
	垂直骨折	
移位骨折	非粉碎性骨折	横形（中央型）骨折
		极部（顶部或底部）骨折
	粉碎性骨折	星形骨折
		横形骨折
		极部骨折
		严重粉碎性骨折

五、治疗原则

(一)非手术治疗

闭合、无移位且伸膝装置完整的髌骨骨折可采取非手术治疗,非手术治疗的方法为长腿管型石膏或者支具将膝关节伸直固定 4 ～ 6 周,定期进行 X 线复查。

(二)手术治疗

1. 髌骨骨折手术指征　①髌骨骨折伴移位,伸膝装置破坏;②骨折关节面台阶超过 2mm;③骨折移位间隙超过 3mm;④开放性骨折。

2. 手术方式　张力带钢丝固定。其原理是将屈膝时的张力转换为固定压力。①双钢丝环扎:应用钢丝环扎避免骨折块移位,再用张力带钢丝固定,适用于移位不大的粉碎性骨折;②单用拉力螺钉:用克氏针或拉力螺钉作张力带固定,适用于伸膝装置纵向完整性未破坏的髌骨骨折,如横行或单纯纵向劈裂骨折;③张力带钢丝加拉力螺钉或克氏针:适用于横行骨折中骨折块伴骨折;④拉力螺钉加张力带:适用于髌骨两极骨折(图 7-12)。

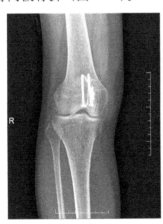
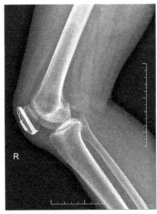

图 7-12　髌骨骨折内固定术后 X 线片

六、余子贞经验

髌骨古称连骸骨,《素问·空骨论》曰:"膝解为骸关,侠膝之骨为连骸。"中医常以内外同治的方法治疗髌骨骨折，其目的是保持髌骨的光滑平整，恢复伸膝装置完整，防止创伤性关节炎等并发症的发生。以推、挤、按等手法将骨折髌骨整理复位，后采用中药外敷结合抱膝圈固定复位髌骨，防止骨折移位。用超关节长腿夹板固定膝关节，计日施治，1个月后可轻微活动膝关节，2个月后逐步恢复正常活动。骨折早期内服外用中药以利于肿胀消退，中期中药内服可促进骨痂生长，后期中药内服结合中药熏洗可改善膝关节僵硬疼痛。

七、编者后语

髌骨古称连骸骨，是伸膝装置的重要组成部分，表面的一部分和股骨的髁间沟相连，形成髌股关节。骨折后关节面是否平整，直接影响膝关节的功能。因此，髌骨骨折整复务求关节面平整。在整复髌骨时，要求微屈膝关节，让髌骨和股骨髁充分接触，然后采用推、挤、按手法，依托股骨髁关节面，将髌骨关节面整复平整。固定是保证骨折稳定的办法，只要应用得当，无论是外固定，还是内固定都是可行的。通常认为，坚强的内固定能提供骨折的即时稳定，有利于膝关节的早期活动。

第七节 胫骨平台骨折

一、概述

胫骨平台骨折是指骨折线累及胫骨近端关节面的关节内骨折，可由直接暴力或间接暴力引起。其暴力机制包括作用于膝部的内翻或外翻暴力、胫骨平台轴向压缩暴力及前两者暴力的双重作用，大多数胫骨平台骨折由股骨髁撞击胫骨平台所致。当发生骨折时常伴半月板、交叉韧带与软组织等损伤。

二、解剖与应用

1.胫骨平台-胫骨干角 位于胫骨内侧，为胫骨平台切线与胫骨解剖轴所构成的夹角，中国人群此夹角平均值为 85°，胫骨平台骨折后需恢复胫骨平台 - 胫骨干角预防内翻畸形。

2.胫骨平台后倾角 胫骨平台前后缘连线与胫骨中上段前侧皮质切线的垂线所组成的夹角，包括内侧胫骨平台后倾角和外侧胫骨平台后倾角，中国人群内外侧胫骨平台后倾角平均值分别为 14.8°与11.8°。

三、临床诊断

1.临床表现 外伤后出现膝关节疼痛、肿胀、活动受限、不能负重；胫骨近端及膝关节局部压痛阳性，骨折移位严重时可触及骨折断端。

2.影像学检查 患膝常规行 X 线前后位、侧位，双斜位可观察内外侧胫骨平台情况；CT 扫描与三维重建可显示胫骨平台骨折块大小和移位情况；MRI 检查可精确评估内外侧副韧带、内外侧半月板等软组织损伤情况（图 7-13）。

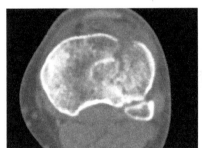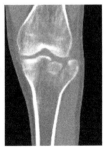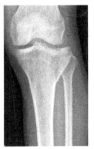

图 7-13 胫骨平台骨折 CT 及 X 线片

四、骨折分型

胫骨平台骨折分型包括 Schatzker 分型（表 7-11、图 7-14）、AO/OTA 分型（表 7-12）、三柱分型、Hohl 和 Moore 分型等，其中以 Schatzker 分型与 AO/OTA 分型最为广泛应用。

表 7-11 胫骨平台骨折 Schatzker 分型

分型	临床表现
Ⅰ型	外侧平台单纯劈裂骨折，无关节面塌陷
Ⅱ型	外侧平台塌陷劈裂骨折
Ⅲ型	外侧平台单纯塌陷骨折
Ⅳ型	内侧平台骨折，常合并胫骨髁间嵴骨折
Ⅴ型	双髁劈裂骨折
Ⅵ型	胫骨平台骨折伴干骺端与骨干分离

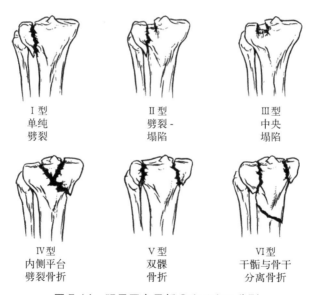

Ⅰ型　　　　　　Ⅱ型　　　　　　Ⅲ型
单纯　　　　　　劈裂 -　　　　　中央
劈裂　　　　　　塌陷　　　　　　塌陷

Ⅳ型　　　　　　Ⅴ型　　　　　　Ⅵ型
内侧平台　　　　双髁　　　　　　干骺与骨干
劈裂骨折　　　　骨折　　　　　　分离骨折

图 7-14 胫骨平台骨折 Schatzker 分型

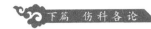

表 7-12　胫骨平台骨折 AO/OTA 分型

A 型　关节外骨折	A1	胫腓骨近端关节外撕脱骨折	A1.1	腓骨头撕脱骨折
			A1.2	胫骨结节撕脱骨折
			A1.3	交叉韧带附着区域骨折
	A2	胫骨近端关节外干骺端简单骨折	A2.1	矢状面斜形骨折
			A2.2	冠状面斜形骨折
			A2.3	横断骨折
	A3	胫骨近端关节外干骺端多块骨折	A3.1	完整楔形骨折
			A3.2	有碎片的楔形骨折
			A3.3	粉碎骨折
B 型　部分关节内骨折	B1	一侧胫骨平台劈裂骨折	B1.1	胫骨外侧平台劈裂骨折
			B1.2	胫骨内侧平台劈裂骨折
			B1.3	胫骨一侧平台劈裂骨折累及髁间嵴
	B2	一侧胫骨平台塌陷骨折	B2.1	胫骨外侧平台完全塌陷骨折
			B2.2	胫骨外侧平台局限性塌陷骨折
			B2.3	胫骨内侧平台塌陷骨折
	B3	一侧胫骨平台塌陷并劈裂骨折	B3.1	外侧平台塌陷劈裂骨折
			B3.2	内侧平台塌陷劈裂骨折
			B3.3	一侧平台塌陷劈裂骨折累及髁间嵴
C 型　完全关节内骨折	C1	关节面及干骺端简单骨折	C1.1	无移位或轻度移位
			C1.2	一侧平台移位
			C1.3	双侧平台均有分离移位
	C2	关节面简单骨折，干骺端粉碎骨折	C2.1	一侧干骺端有一完整楔形骨块
			C2.2	一侧干骺端粉碎骨折
			C2.3	干骺端粉碎骨折
	C3	关节面及干骺端粉碎骨折	C3.1	外侧平台粉碎骨折
			C3.2	内侧平台粉碎骨折
			C3.3	双侧平台粉碎骨折

五、治疗原则

(一) 非手术治疗

胫骨平台骨折的治疗目的是恢复关节面、韧带完整及其活动功能等。若胫骨平台骨折无明显移位者可选择非手术治疗，而针对稳定性骨折伴关节面塌陷者，非手术治疗指征仍存在争议。一般认为稳定性骨折关节面塌陷小于 5mm 者可行非手术治疗，关节面塌陷在 5～8mm 需根据患者年龄及对膝关节活动要求决定是否非手术治疗。非手术治疗方法为下肢石膏托或支具固定 4～6 周。

(二) 手术治疗

1. 手术指征　对于开放性骨折、骨筋膜室综合征，以及合并有血管损伤的胫骨平台骨折需行急诊手术。对于移位的双侧或内侧平台骨折，外侧平台骨折合并膝关节不稳或关节面移位，骨折合并膝关节内/外翻大于 10°，骨折平台塌陷超过 5mm，骨折合并膝关节脱位的胫骨平台骨折患者，应行手术治疗。

2. 手术方式

(1) 切开复位钢板螺钉内固定术：Schatzker Ⅰ、Ⅱ型骨折可选择前外侧入路钢板螺钉内固定；Schatzker Ⅲ型骨折选择前外侧入路植骨联合钢板螺钉固定；Schatzker Ⅳ型骨折因多合并膝关节半脱位，适合内侧钢板联合后侧钢板螺钉内固定；Schatzker Ⅴ、Ⅵ型骨折选择外侧锁定钢板联合内外侧双钢板固定 (图 7-15)。

(2) 外固定支架固定术：具有创伤小、更符合骨折愈合生理进程、不破坏骨折断端血供等优点，适用于高能量胫骨平台骨折伴骨骼、肌肉、皮肤等软组织缺损，如 Schatzker Ⅴ型骨折、严重的干骺端粉碎性骨折、严重软骨下粉碎性骨折、骨筋膜室综合征或开放性骨折等。

(3) 关节镜辅助下内固定手术：随着关节镜技术的不断完善，关节镜下辅助治疗胫骨平台骨折已逐渐成熟。关节镜治疗的最大优势在于直视下观察关节腔内骨组织、软骨组织、半月板、韧带等损伤并给予相应处理。

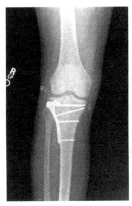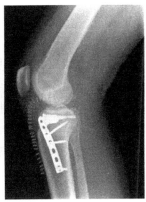

图 7-15　胫骨平台骨折内固定术后 X 线片

六、余子贞经验

（一）复位与固定

伤者卧在手术床上，摆齐两脚，比较有无长短，检查胫腓骨上端骨折，将伤脚拖拉齐整，按摩骨干齐整，伤口埋合有无凹凸。手法要轻柔，主要采用按、挤、压等手法，如肿胀严重，需外敷中药 5 ～ 8 日，肿胀消退，骨折已经黏性愈合后，再用手法将骨折按摩齐整。

对于关节内骨折、骨折无法复位等，余子贞先生强调，X 线检查能补充中医四诊的不足，手术治疗能补手法之所不能及，对关节内塌陷性骨折，主张切开复位内固定治疗。

（二）用药治疗

股胫骨断折，破碎或崩裂，需用手术整理齐整，用八号舒筋接骨药散敷贴，每日一换，贴至第 8 日骨折处将近愈合，折骨伤口处生有胶黏性的骨，换药时将折骨细致按摩齐整，继续用八号药散敷贴，20日左右，折骨已经生实坚固，再换十三号伤科解毒药膏敷贴，5 日一换，贴至痊愈为度，初诊时，内服伤科镇痛丹和清瘀止痛丸，久伤和妊娠女性者内服活血止痛丸，兼病者，拟方治之。

膝关节筋膜及经络破裂和断折，肌肉消瘦，步履艰难，夜痛更甚，久医不能止痛，需内外兼治，内服舒筋活络丸，按 3：1 混合外敷七号舒筋活络药散和金沸草药散按 3：1 混合，调匀贴服，每日一换，贴至筋络舒畅，举动无痛，筋膜治疗愈合为度。

七、编者后语

膝关节是人体重要的负重关节，胫骨平台骨折的治疗重要的是恢复下肢的负重力线、关节面的平整和关节结构的完整性，让膝关节获得最大负重和运动功能。中医药在治疗四肢骨折时，有很多优秀的手法和固定措施，但对关节内塌陷性骨折，中医缺少足够的手段来恢复关节面的平整。因此，在治疗此类骨折时，不能一味强调中医手法的优点，而忽视其手段的不足，应该积极手术治疗。

随着外科技术、成像技术、置入材料及固定器械的发展，各种内固定方法不断涌现，我们有更多的办法来实现恢复关节面的平整和骨折的即时稳定，让膝关节获得最大的功能恢复。但也不能片面强调手术治疗的优越性，而忽视其对周围结构的损伤及感染等风险。治疗胫骨平台骨折的手术方式很多，新的手术入路和新的固定方法不断被报道，但任何单一的手术方式都不能解决所有问题，不管选用何种手术方式，只要是更小的创伤，又能恢复关节面的平整，并提供稳定的支撑，让膝关节获得最大的功能恢复，便是合理的治疗选择。

第八节　踝关节骨折

一、概述

踝关节由胫骨、腓骨下端及距骨构成，是人体负重最大的屈戌关节，踝关节骨折居关节内骨折首位。踝关节损伤机制包括轴向暴力、旋转暴力、剪切暴力、混合暴力等，骨折又可分为单踝骨折、双踝骨折、三踝骨折、腓骨骨折及下胫腓联合韧带损伤。踝关节骨折对骨折的复位要求高，治疗不当易导致踝穴变形，关节长期疼痛、功能障碍甚至肢体畸形，因此对于踝关节骨折的治疗应予以足够重视。

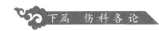

二、解剖与应用

1. **踝关节骨性结构**　①内踝：胫骨下端膨大，其内侧向下形成一钝形的锥状突起为内踝；②外踝：由腓骨下端构成，成锥形，位置比内踝低且靠背侧，在维持踝关节稳定性方面，其重要程度超过内踝；③后踝：由胫骨远端后缘向后下方延伸突出形成，是防止距骨向后脱位的重要结构（图7-16）。

2. **踝穴**　由胫骨远端关节面，以及内、外踝构成；胫骨远端向前后延伸出的前、后唇与梯形的距骨顶相匹配，共同维护踝关节的稳定性。

3. **踝关节韧带结构**　①内侧：主要为三角韧带，是维持踝关节内侧稳定的重要结构，防止关节外翻，又可分为深浅两层，浅层为胫舟韧带、胫跟韧带和胫距浅韧带，深层为胫距深韧带；②外侧：为外侧副韧带群，主要包括距腓前、后韧带以及跟腓韧带；③下胫腓关节：为胫腓韧带复合体，主要包括骨间韧带、下胫腓前/后韧带和胫腓横韧带，是踝关节对抗轴向、旋转及平移力的重要结构。

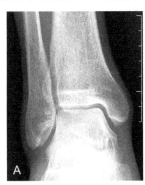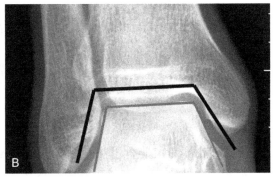

图7-16　踝关节（A）在形状上与木匠的镶榫接头（B）的相似性

三、临床诊断

1. **临床表现**　踝关节骨折多由扭伤等间接暴力导致，踝关节表现为疼痛、畸形、肿胀、压痛和触痛，局部皮肤可有血疱或水疱，足趾远端可有血管或神经损伤。

2.影像学检查 踝关节骨折的主要影像检查方法为 X 线和 CT 检查，当查体发现小腿上段有压痛时需行小腿全长 X 线检查以排除腓骨近端骨折。X 线包括踝关节正位检查、侧位检查和踝穴检查（图 7-17），必要时可加行无应力侧位检查和内翻应力检查；正位检查需观察胫距角、胫腓关节腔宽度；踝穴检查需观察距腿角、内侧关节腔宽度。CT检查有助于判断骨折块大小和位置。

（1）胫距角：指平行胫骨远端关节面顶部的直线与连接内外髁尖端直线间的夹角，正常范围为 4°～ 11°，与对侧相比减少 2°～ 3°提示有腓骨短缩。

（2）胫腓关节腔宽度：指腓骨内侧壁与胫骨表面切迹间的距离，超过 5mm 提示有胫腓关节损伤。

（3）距腿角：指内外踝尖连线与胫骨远端关节面垂线的夹角，正常范围为 79°～ 87°，角度增大提示有腓骨短缩。

（4）内侧关节腔宽度：指内踝内侧缘与距骨内侧缘间的距离，应与距骨和远端胫骨之间的距离相等，大于 4mm 时为异常，提示有距骨外移。

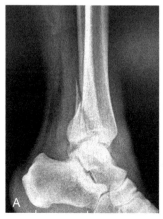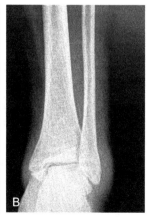

图 7-17 踝关节骨折正、侧位片

A.踝关节骨折 X 线侧位片；B.踝关节骨折 X 线正位片

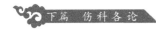

四、骨折分型

基于踝关节的解剖特点及受伤机制认识，踝关节骨折分型主要有 Lauge-Hansen 分型、Danis-Weber 分型及 AO 分型。Danis-Weber 分型重点反映下胫腓联合损伤情况，可分为 A、B、C 三型；AO 分型则是 Danis-Weber 分型的进一步扩展和细化，共分为 3 型 9 组 27 个亚组。Lauge-Hansen 分型按损伤机制分型，清晰地表达受伤时足的姿势、外力方向及韧带损伤与骨折的关系，是目前临床上最常用踝关节骨折分型（表 7-13）。

表 7-13　踝关节骨折 Lauge-Hansen 分型

旋后 - 内收损伤（SA）	Ⅰ期：外踝横形骨折（下胫腓联合水平以下）或外侧副韧带断裂
	Ⅱ期：内踝的垂直骨折
旋后 - 外旋损伤（SER）	Ⅰ期：下胫腓前韧带撕裂伴或不伴撕脱骨折
	Ⅱ期：腓骨远端螺旋形骨折
	Ⅲ期：胫腓后韧带撕裂或后踝骨折
	Ⅳ期：内踝横形撕脱骨折或三角韧带断裂
旋前 - 外展损伤（PA）	Ⅰ期：内踝的横形骨折或三角韧带的断裂
	Ⅱ期：下胫腓韧带断裂或撕脱骨折
	Ⅲ期：外踝斜形骨折
旋前 - 外旋损伤（PER）	Ⅰ期：内踝横形骨折或三角韧带断裂
	Ⅱ期：下胫腓前韧带断裂
	Ⅲ期：下胫腓联合水平以上的腓骨短斜形骨折
	Ⅳ期：下胫腓后韧带断裂，后踝骨折
旋前 - 背屈损伤（PDA）	Ⅰ期：内踝骨折
	Ⅱ期：Ⅰ期 + 胫骨前缘骨折
	Ⅲ期：Ⅱ期 + 腓骨骨折
	Ⅳ期：Ⅲ期 + 胫骨远端粉碎性骨折

五、治疗原则

（一）非手术治疗

踝关节骨折是否采取非手术治疗取决于踝关节的稳定性，衡量标准为踝关节在生理负荷下骨折块不发生移位。单纯的外踝骨折，无移位或稳定的骨折，无须反复整复即可达到并维持解剖复位的移位骨折，以及全身基础条件差不能接受手术者均可行非手术治疗。非手术治疗方法为采用石膏或支具固定 4 ～ 6 周，视骨折愈合情况，撤去外固定指导功能锻炼。

（二）手术治疗

1.手术指征　踝关节骨折的手术治疗目的在于维持距骨与踝穴的解剖位置，恢复患者的踝关节功能。当患者存在以下指征时，建议行手术治疗：①因软组织嵌入无法手法复位；②造成距骨移位或踝穴增宽的不稳定型骨折；③远端胫腓关节分离；④开放骨折；⑤超过关节面25%、关节面移位超过2mm的后踝骨折；⑥累及关节面10% ～ 25% 的后踝骨折是否需要手术治疗目前存在争论，需根据患者具体情况而定；⑦垂直压缩型骨折。

2.手术方式　切开复位内固定术（图7-18）是不稳定踝关节骨折治疗的"金标准"。对于老年患者，虽然手术治疗可能导致并发症，但相对非手术治疗仍能获得更好的功能恢复。而对于不同类型的踝关节骨折，手术侧重点也各有不同。

（1）外踝及腓骨下段骨折：踝关节骨折后不论时间长短，腓骨的准确复位与固定是患者获得良好功能和效果的关键因素。腓骨下段骨折固定方法有克氏针张力带或螺钉固定，而1/3管型钢板或重建钢板固定为经典固定方法。

（2）内踝骨折：通常采用两枚平行拉力螺钉固定，当为撕脱性骨折时螺钉可与张力带钢丝联合固定使用；若存在三角韧带深层损伤，手术时应及时将损伤修复以改善内踝失稳。

（3）后踝骨折：若达到关节面的 25% ～ 30% 时需行内固定治疗，通常采用后外侧入路，以拉力螺钉与空芯螺钉固定为主。

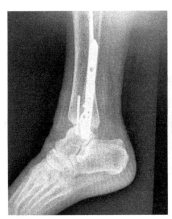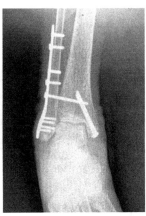

图 7-18　踝关节骨折内固定术后 X 线片

（4）下胫腓联合损伤：在外侧骨性结构和内侧骨性结构固定完成后分别行外旋应力试验，如发现下胫腓间隙仍增宽则需行下胫腓关节复位固定。在维持下胫腓关节复位固定状态下，在下胫腓关节上缘近侧 2cm 范围内，从腓骨外侧向内侧钻孔拧入一枚 3.5mm 全螺纹皮质骨螺钉，平行于胫骨远端水平关节面，与冠状面约成 30°，通过三层皮质固定。

六、余子贞经验与病案

1. 复位与固定　踝关节骨折应趁肿胀未明显之前尽早争取手法复位，手法复位原则为先对抗牵引，再与损伤机制使用相反的力量。采用牵引、外翻、内旋、挤压等不同手法解除骨折断端嵌插移位，复位后用小夹板固定。

2. 用药治疗　如有胫腓二骨下端断折，即内踝骨外踝骨断折，用八号舒筋接骨药散敷贴，夹板包扎固定。脚踝骨受伤，微丝血管破解，肌肤紫黑疼痛，用二号伤科止痛药散敷贴，贴至四五日，转换九号药散敷贴痊愈。如有久伤疼痛，肌肉坚硬，用四号跌打久伤药散敷贴，每日一换，贴至痊愈，久伤脱骱，整复后，用九号伤科安骱药散敷贴至痊愈。

七、编者后语

踝关节骨折为关节内骨折，具有复杂性和不稳定性，若不能及时有效治疗，会产生创伤性关节炎，导致关节功能障碍及关节强直等。踝关节骨折首选手术治疗，术前需行 CT 检查，以明确骨折和移位情况，如何选择手术入路和手术方式，对手术疗效和术后康复有着重要影响。联合中药内服外敷，能促进骨折愈合，缩短病程，减轻患者痛苦，降低并发症发生的可能性。

第九节　跟骨骨折

一、概述

跟骨是足部最大的跗骨，与距骨组成跟距关节，跟骨骨折为临床常见跗骨骨折，约占跗骨骨折的 60%，占全身骨折的 1% ～ 2%。由于跟骨解剖结构特殊，其自身形态、相对位置及夹角均对足部功能有较大影响，加之跟骨骨折机制复杂，因此治疗不当易导致畸形愈合，甚至落下残疾。

二、解剖与应用

Bohler 角：由跟骨前突最高点至后关节面最高点连线与后关节面切点至跟骨结节上缘连线间的夹角；正常范围为 20°～ 40°，角度减小提示跟骨承重的后关节面塌陷。

Gissane 角（十字角）：位于距骨外侧突的下方，为跟骨前后关节面之间的夹角；由跟骨外缘两条坚硬皮质柱的延长线构成，分别位于后关节面外缘与前关节面外侧并向前延伸至跟骨前关节突的前部；正常范围为 95°～ 105°，角度增加提示跟骨后关节面塌陷。

跟骨的血供：由跟骨外侧动脉、跟骨内侧动脉及跗骨窦动脉构成，血供丰富，因此跟骨极少发生缺血性坏死。

跟骨周围肌腱：①腓骨长短肌肌腱位于腓骨后方至跟骨外侧；

②踇长屈肌肌腱、趾长屈肌肌腱、胫骨后肌肌腱位于载距突下方。

三、临床诊断

1. 临床表现 多有直接或间接暴力损伤史，后足跟表现为变短、变宽、内翻，足跟周围软组织肿胀，局部可出现张力性水疱，可合并脊柱、下肢骨折及足骨筋膜室综合征等发生。

2. 影像学检查 跟骨骨折影像学评估包括 X 线及 CT 检查。X 线前后位片可检查骨折是否涉及前结节和跟骨关节；侧位片可观察 Bohler 角、Gissane 角改变情况；轴位片可了解跟骨结节内翻、短缩及变宽情况；此外 X 线检查有助于评估骨折复位情况（图 7-19、图 7-20）。CT 扫描检查可获得骨折严重程度及涉及下关节面程度的情况。

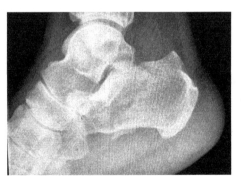 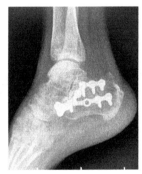

图 7-19 跟骨骨折 X 线　　　图 7-20 跟骨骨折术后 X 线

四、骨折分型

跟骨骨折根据骨折线是否涉及距下关节分为关节内骨折和关节外骨折。关节外骨折以骨结节 / 前结节 / 骨体及载距突等解剖部位划分骨折类型。关节内骨折按 X 线片可分为关节压缩型和舌型分型骨折，即 Essex-Lopresfi 分型，而目前跟骨骨折分型以按 CT 冠状面扫描的 Sanders 分型应用最为广泛（表 7-14）。

表 7-14 跟骨骨折 Sanders 分型

Ⅰ型：无移位的关节内骨折

Ⅱ型：后关节面的两部分骨折，移位≥ 2mm　Ⅱ A 骨折线偏外侧

　　　　　　　　　　　　　　　　　　　Ⅱ B 骨折线偏内侧

　　　　　　　　　　　　　　　　　　　Ⅱ C 骨折线邻近载距突

Ⅲ型：后关节面的三部分骨折　　　　　　Ⅲ AB

　　　　　　　　　　　　　　　　　　　Ⅲ AC

　　　　　　　　　　　　　　　　　　　Ⅲ BC

Ⅳ型：后关节面四部分以上骨折

五、治疗原则

（一）非手术治疗

跟骨骨折非手术治疗适用于不能耐受手术，骨折无移位或移位 2mm 以内的关节内骨折或关节外骨折等，或者骨折粉碎严重难以恢复关节面，或有肢体严重肿胀、局部皮肤张力性水疱以及骨骺未闭合的关节内骨折，即针对 Sanders Ⅰ、Ⅱ型可行非手术治疗。非手术治疗通常不需要行复位或只需行手法复位，配合石膏外固定及理疗等。

（二）手术治疗

1. 手术指征　对于跟骨骨折手术指征目前仍存在争议，多数观点认为 Sanders Ⅱ型以上骨折均需行手术治疗，也有学者认为若关节外骨折有明显足弓塌陷、后足内 / 外翻、跟骨变宽或短缩，应考虑手术治疗。

2. 手术方式　临床常用的跟骨骨折手术方法有圆针撬拨复位、外固定器固定、切开复位内固定及关节融合，其中切开复位内固定已成为距下关节骨折治疗的首选方法。

（1）圆针撬拨复位：是指根据骨折类型对应轴向打入撬拨针，用手法将骨块抬起并矫正跟骨，再将患足和钢针置入专用石膏靴，具有降低软组织损伤，复位好及愈合时间短等优点，但对于粉碎性骨折易发生移位和感染。

（2）外固定器固定：是指采用固定针从骨折线两端经皮穿入，再用固定器连接皮外固定针，具有固定效果好，不压迫局部组织，避免皮瓣坏死等优点。外固定器固定治疗适用于 Sanders Ⅱ 型或伴开放性创面的跟骨骨折。

（3）切开复位内固定：治疗对于外翻畸形成角过大、跟骨内翻、骨折块分离超过 1mm，以及 Sanders Ⅱ、Ⅲ、Ⅳ型骨折具有良好效果。通过手术可恢复跟骨形态达到解剖复位，但是术中使用钢板、螺钉、钢丝等可导致骨折出现再移位、皮肤坏死等并发症。

（4）关节融合术：适用于严重关节粉碎即 Sanders Ⅳ型或关节软骨受损严重的跟骨骨折，可有效降低距下关节发生率，但术后可导致患者后足活动范围明显减少，易引发骨性关节炎。

六、余子贞经验与病案

余子贞先生认为股骨骨折重在纠正跟骨宽度和足的形态。复位时，让患者平卧，手握患足向远端牵引，后将两手掌分别位于跟骨两侧，轻轻相向按压，复位后二号敷药外敷消肿，用可弯曲夹板固定踝关节。敷药每日一换，5 日后肿胀消退，再次按压复位，并用手掌按压足底，使其足弓形态恢复。更九十七号敷药，5 日一换，再 20 日，患者可部分负重行走。

参 考 文 献

[1] 巩金鹏，舒和喜，杨勇，等 . 跟骨骨折诊治的争议与进展 . 国际骨科学杂志，2015, 36(5): 361-364.

[2] Guerado E, Bertrand ML, Cano JR. Management of calcaneal fractures: what have we learnt over the years Injury, 2012, 43(10): 1640-1650.

[3] Rammelt S, Amlang M, Barthel S, et al. Percutaneous treatment of less severe intraarticular calcaneal fractures. Clin Orthop Relat Res, 2010, 468(4): 983-990.

[4] Schepers T, Vogels LM, Schipper IB, et al. Percutaneous reduction and fixation of intraarticular calcaneal fractures. Oper Orthop Traumatol, 2008, 20(2): 168-175.

[5] 于涛，杨云峰，俞光荣 . 微创技术在治疗跟骨骨折中的应用进展 . 中国修复

重建外科杂志 , 2013, 27(2): 236-239.

[6] 唐佩福．王岩．张伯勋 , 等．解放军总医院创伤骨科手术学．北京 : 人民军医出版社 , 2014.

[7] Loft N L. Fractures of the Pelvis and Acetabulum by Tile et al. Acta Radiol, 2015, 56(12): NP52.

[8] 裴福兴 , 陈安民．骨科学．北京 : 人民卫生出版社 , 2016.

[9] Azar F M, Beaty J H, Canale S T, et al. 坎贝尔骨科手术学．唐佩福, 王岩, 卢世璧, 译. 13 版. 北京 : 北京大学医学出版社 , 2018.

[10] Rogmark C, Leonardsson O. Hip arthroplasty for the treatment of displaced fractures of the femoral neck in elderly patients. Bone Joint J, 2016, 98-B(3): 291-297.

[11] Brownbill R A, Ilich J Z. Hip geometry and its role in fracture: what do we know so far?. Curr Osteoporos Rep, 2003, 1(1): 25-31.

[12] 彭烨 , 唐佩福 , 张立海．髋部股骨转子间骨折的分型与治疗策略．中国骨伤 , 2018, 31(5): 395-399.

[13] Browner BD. 创伤骨科学．王学谦 , 娄思权 , 侯筱魁 , 等 , 译．天津 : 天津科技翻译出版公司 , 2007.

[14] Gwathmey F W, Jones-Quaidoo S M, Kahler D, et al. Distal femoral fractures: current concepts. J Am Acad Orthop Surg, 2010, 18(10): 597-607.

[15] 王亦璁．髌骨骨折治疗方法的选择和评价．骨与关节损伤杂志 , 1995, 10(4): 208-209.

[16] 王亦璁．骨与关节损伤．北京 . 人民卫生出版社 , 1980.

[17] 石洪峰 , 王翠杰 , 宗敏茹 , 等．Q 角理论及其临床意义进展．中国实验诊断学 , 2017, 21(11): 2030-2032.

[18] 黄春华 , 罗东斌．自制带圈克氏针钢丝张力带治疗髌骨骨折．使用手外科杂志 , 2019, 33(1): 32-33.

[19] Tang W M, Zhu Y H, Chiu K Y. Axial alignment of the lower extremity in Chinese adults. J Bone Joint Surg Am, 2000, 82(11): 1603-1608.

[20] Chiu K Y, Zhang S D, Zhang G H. Posterior slope of tibial plateau in Chinese. J. Arthroplasty, 2000, 15(2): 224-227.

[21] Crist B D, Ferguson T, Murtha Y M, et al. Surgical timing of treating injured extremities. J Bone Joint Surg Am, 2012, 94(16): 1514-1524.

[22] Honkonen S E. Indications for surgical treatment of tibial condyle fractures. Clin Orthop Relat Res, 1994 (302): 199-205.

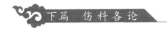

[23] Ramponi D R, Mcswigan T. Tibial Plateau Fractures. Adv Emerg Nurs J, 2018, 40(3): 155-161.

[24] Zeltser D W, Leopold S S. Classifications in Brief: Schatzker Classification of Tibial Plateau Fractures. Clinical Orthopaedics and Related Research, 2013, 471(2): 371-374.

第8章 躯干骨骨折

第一节 肋骨骨折

一、概述

肋骨骨折是最常见的胸外伤。直接暴力和间接暴力都会发生肋骨骨折，一般直接暴力较为常见。肋骨骨折常伴随液气胸、血胸及肺挫伤等症状。如果不能及时采取有效方式治疗，以上症状伴随时间越长越容易对患者的生命安全造成威胁。

二、解剖与应用

肋骨共有十二对，左右对称，连接胸椎和胸骨而组成胸廓，对胸部脏器起保护作用。肋骨靠肋软骨与胸骨相连，青少年肋骨与肋软骨柔软而富有弹性，因而不易折断。成年以后，尤其是老年人，气血虚衰，骨质脆弱，肋骨失去弹性，肋软骨趋于骨化，所以容易发生骨折。肋骨骨折多发生在第 4～7 肋；第 1～3 肋有锁骨、肩胛骨及肩带肌群的保护而不易伤折；第 8～10 肋渐次变短且连接于软骨肋弓上，有弹性缓冲，骨折的可能性减少；第 11 和 12 肋为浮肋，活动度较大，甚少骨折。

三、临床诊断

1. 临床表现　伤后局部疼痛、肿胀，有血肿或瘀斑。局部疼痛是肋骨骨折最明显的症状，且随咳嗽、深呼吸或身体转动等运动而加重，检查时骨折处有压痛或畸形，有时可摸到骨擦感。胸廓挤压试验阳性。

多根肋骨骨折时，该部胸廓失去支持而出现反常呼吸，吸气时骨折处胸壁陷落，呼气时反而隆起，影响呼吸与循环功能，产生呼吸困难、发绀，甚至气脱等严重症状。并发闭合性气胸时，可出现胸闷、气促等不适，开放性气胸患者，可出现呼吸困难、发绀，血压下降，脉细数，伤侧呼吸音低微或消失，同时可听到空气经胸壁伤口进出的声音，叩诊呈鼓音。并发血胸时，小量的胸膜腔积血，常无自觉症状。大量积血可出现面色苍白、气促、发绀、脉细数。检查见肋间饱满，叩诊呈浊音，呼吸音及语颤减低，胸腔穿刺可明确诊断。

2. 影像学检查　X 线检查可以了解骨折的状况，但骨与软骨交接处骨折，在 X 线片上不易看出。肺部小量积血仅见肋膈角消失，大量积血则见全肺为液体阴影所掩盖，若同时存在气胸则出现液平面。

四、治疗原则

（一）非手术治疗

1. 整复方法　单纯肋骨骨折，因其有肋间肌的保护和其余肋骨的支持，所以多无明显移位，且较稳定，一般无须手法整复。

患者正坐，双手握其肩，缓缓用力向后方拉开，使患者挺胸，医者一手扶健侧，一手按定患侧，用推按手法将高凸部分按平。若后肋骨骨折，助手扶住胸前，令患者挺胸，医者立在患者背后，用推按手法将断骨矫正。

2. 固定方法

（1）胶布固定法：患者正坐，在贴胶布的皮肤上涂复方苯甲酸酊。做呼气时使胸围缩至最小，然后屏气，用宽 7 ～ 10cm 的长胶布，自健侧肩胛中线绕过骨折处紧贴至健侧锁骨中线，第二条盖在第一条的上缘，互相重叠 1/2，由后向前、由下至上地进行固定，一直将骨折区和上下邻近肋骨全部固定为止。固定时间为 3 ～ 4 周。

（2）宽绷带固定法：适用于皮肤对胶布过敏者，骨折部可外贴伤膏药或消瘀膏。嘱患者做深呼气，用宽绷带多层环绕包扎固定或多头带包扎固定 3 ～ 4 周。

（3）穿刺引流：合并闭合性气胸而胸腔积气较少者，不需要特殊处理，积气通常能自行吸收，肺再扩张。若积气较多，可胸腔穿刺抽出积气。开放性气胸急救时用消毒纱布或凡士林纱布填塞创口包扎，阻止胸腔与外界空气相通。待一般情况改善后，在手术室进行清创术，如合并内脏损伤者，应先处理脏器损伤。张力性气胸急救时，在前胸第 2 肋间插入一针头排气，暂时降低胸腔内压力，而后插入引流管进行水封瓶引流。非进行性血胸可在损伤 12 ～ 24 小时后施行胸腔穿刺术，在腋后线第 6 ～ 7 肋间抽吸积血，量不超过 1500ml，每次抽吸后可注入抗生素，预防感染。对进行性血胸，在抗休克、给予静脉或动脉内输血后予以剖胸探查，妥善止血，术后插入引流管作水封瓶引流。疑有胸腔内脏损伤，严重血胸或机化血胸、纤维胸等需要手术治疗者，应转胸外科处理。

（二）手术治疗

1. 手术指征

（1）开放胸腔内损伤有剖胸探查指征者。

（2）浮动胸壁，反常呼吸明显。

（3）肋骨骨折致胸廓畸形，虽然无反常呼吸（常见于背部肋骨骨折），但骨折端直接刺激或骨折压迫肋间神经造成伤者严重而顽固的胸痛。并发症有肋间血管损伤，胸腔引流后血性引流液仍持续增多者。

2. 手术方式 切开复位内固定术。

五、余子贞经验

（一）复位与固定

由胸骨起，医者用两手分拨左右肋骨，逐渐摸索每一条肋骨，不可用力过猛，按摩骨条齐整，并无高低，检查完毕后敷治，兼病者，诊脉拟方治之，每日治疗，需要摸索骨干齐整，内服外敷，痊愈为度。如有折骨两头对比不齐，则愈合之期亦远矣，或成痼疾。

（二）用药治疗

一号伤科接骨药散敷贴，或用八号舒筋接骨药散敷贴，外用纱布包扎伤骨固定，每日一换，连续 10 日，则折骨伤口处生有胶黏性，继用 20 日，则肋骨已生愈合。

第二节 胸椎、腰椎脊柱骨折

一、概述

胸椎、腰椎的脊柱骨折是一种严重创伤，其发生率占全身各部分骨折的 5% ~ 7%，在矿山创伤中，脊柱骨折发生率约占 10%，脊柱骨折脱位常伴发脊髓和神经根损伤，导致伤情更严重复杂，后遗症严重。

二、解剖与应用

脊柱位于项、背、腰、臀部的正中，由 33 节椎骨组成，各节呈塔状紧密连结，构成躯干的中轴。上端承托颅骨，两侧（自上而下）附连上肢骨、肋骨及下肢骨，与脏器一起构成胸腔、腹腔和骨盆的后壁。脊柱中央形成椎管，为脊髓的通道。脊椎具有支撑、平衡和传导头部、躯干及上肢的重量和附加重力、维持重心，吸收作用于脊柱的应力及震荡，保护脊髓及胸、腹、盆腔的脏器，完成屈伸、侧屈和旋转运动等多种功能。

三、临床诊断

1.**临床表现** 伤后局部肿胀、疼痛，骨折处两侧肌肉紧张，不能站立，翻身困难，脊椎各方向运动障碍。屈曲型可见后凸畸形，检查时骨折棘突有明显压痛，棘突间距离改变，局部有肿胀、瘀斑。腰椎骨折时由于腹膜后血肿刺激，可伴有腹部胀痛、胃纳不佳、便秘，舌苔薄白转黄腻，脉弦数等里实证。伴有脊髓神经损伤者，则出现截瘫，损伤平面以下的肢体麻木、皮肤感觉异常、活动障碍、二便功能异常等症状。

2.**影像学检查** X 线正侧位检查可显示脊柱骨折的类型和移位情况。应注意椎体是否有压缩、压缩的程度，有无粉碎或脱位，椎管、椎间孔是否变形或有骨片进入，椎间隙是否变窄，椎板、椎弓根、关节突、横突、棘突等附件是否骨折，棘突是否排列在一条直线上等。

怀疑椎弓骨折者可加摄斜位片。

四、骨折类型

（一）Denis 分型

三柱概念的提出，将人们对脊椎的结构及其功能单位的认识进一步深化。其将胸椎、腰椎骨折分为以下 4 大类。

1.A 类　压缩性骨折。

2.B 类　爆裂性骨折。B 类又分为 5 型：①上下终板型；②上终板型；③下终板型；④爆裂旋转型；⑤爆裂侧屈型。

3. C 类　安全带骨折。C 类骨折分为骨折线单水平型和双水平型，每型又有骨性损伤和软组织性损伤之分，合为 4 型。

4. D 类　骨折脱位。其中 D 类则有 3 型：①屈曲旋转骨折脱位；②剪力性骨折脱位；③屈曲牵张性骨折脱位。

（二）McAfee 分型

CT 的横断扫描影像使人们能更准确地评价胸椎、腰椎骨折的损伤程度和了解三柱损伤的状况，所以 McAfee 等根据胸椎、腰椎骨折的 CT 的表现，以及中柱受力的状况，将胸椎、腰椎骨折分为 6 大类：①楔形压缩骨折；②稳定型爆裂性骨折；③不稳定型爆裂性骨折；④ Chance 骨折；⑤屈曲牵张性损伤；⑥移位性损伤。

其中移位性损伤中包括"切片"骨折、旋转性骨折脱位和单纯脱位。

（三）TLICS 胸椎、腰椎损伤分类及损伤程度的评分系统

Vaccaro 等提出胸椎、腰椎损伤的 TLISS 评分系统（The thoraco-lumbar injury severity score），该系统包括损伤机制、后方韧带复合体、神经功能三个方面评定。根据不同情况予以不同的分值，最后将 3 部分的分值相加，总分作为选择治疗的依据。

1. 损伤机制　压缩型 1 分；爆裂型 2 分；剪力及旋转型 3 分；牵张型 4 分。

2. 神经损伤情况　无损伤 0 分；神经根损伤 2 分；脊髓或圆锥损伤：完全损伤 2 分；不完全性损伤 3 分；马尾神经损伤 3 分。

3. 后方韧带复合体　无损伤 0 分；不确定 2 分；确定断裂 3 分。

（MRI T_2 加权像和 T_2 抑脂序列影像显示 PLC 结构相应部位高信号或连续性中断，则提示断裂）。

评分是将三个组成部分的分值相加，如果总评分 $\leqslant 3$ 分，建议非手术治疗；若总评分 $\geqslant 5$ 分，建议手术治疗；若总评分 = 4 分，可结合患者具体情况采取非手术治疗或手术治疗。

五、治疗原则

（一）急救处理

脊柱骨折和脱位的急救处理，与患者的预后常有密切关系。如搬运不当可加重脊柱和脊髓损伤，造成不可挽回的严重后果。对于任何脊柱骨折脱位的可疑者，不得任意搬动，就地给予镇痛药及抗休克处理后，方可转送。在搬运过程中，应使脊柱保持伸直位置，避免屈曲和扭转，可采用二人或数人在患者一侧，动作一致地平托头、背、腰、臀、腿的平卧式搬运法，或用滚动的方法，将患者移至有厚垫的木板担架或硬板床上，使患者仰卧。如为颈椎损伤，应有一人固定头部，并略加牵引，勿使其有旋转活动。如用帆布担架抬运屈曲型骨折的患者时，则应采用俯卧位。

（二）非手术治疗

1. 整复方法　脊椎压缩骨折时，椎体前部坚强有力的前纵韧带往往保持完整，但发生皱缩。通过手法整复，加大脊柱背伸，前纵韧带由皱缩变为紧张，附着于韧带的椎体前部及椎间盘有可能膨胀，恢复其压缩前的外形。

垫枕法：此法患者仰卧硬板床，骨折部置软枕，垫枕可逐渐加压，使脊柱过伸。此法配合练功疗法效果更好，适用于屈曲型单纯性胸腰椎压缩骨折，以及过伸复位后维持整复效果。

持续牵引法：对于轻度移位、无关节交锁的颈椎骨折，一般采用枕颌布托牵引。枕颌布托套住枕部与下颌部，通过滑车进行牵引，头颈略后伸，牵引重量 2～3kg，持续牵引 4～6 周。

2. 固定方法　脊椎骨折脱位整复后，应予以适当固定。一般单纯性胸腰椎压缩骨折，需仰卧硬板床，骨折部垫软枕。卧床时间 3～4 周。

对于不稳定性胸腰椎骨折，可采用脊椎骨折夹板或石膏背心、金属支架固定，固定时间 4～6 个月，必要时也可手术治疗。

（三）手术治疗

1. 手术指征　①不稳定的脊柱骨折者；②有神经压迫或神经损伤的脊柱骨折。TLISS 评分≥5 分者。

2. 手术方式　脊柱稳定性手术，神经减压手术等。

六、余子贞经验

（一）复位与固定

患者坐位，脱衣检查，见轻伤者，施用手法。医者站于伤者背后，用双手插入患者腋下，一直抱上，嘱助手站于患者面前，以两手固定两侧股骨，一抱一抽，力量柔和，不可猛力一抽或左右摇摆，易致伤者筋膜糜烂，伤处更伤，折骨更折。对于不能平卧和保持坐位的患者，医者助其伸直脊柱，直睡床上，则立能减轻痛苦。然后医者用双手推托患者转动，不觉痛苦，而转身平稳时，用药敷治，再平卧于床上，每日换药时，检查伤骨有无弯曲凹凸，按齐平整，敷至痊愈。

（二）用药治疗

脊柱骨折用八号舒筋接骨药散敷贴，若关节脱离移位，在术后用九号伤科安骱药散敷贴，内服清瘀止痛丸，每日一换，每服 3g，如有重伤，配方煎服，外敷贴药散，每日一换，贴至骨生愈合，瘀清痛止为度，继而换九十八号跌打风湿药膏敷贴，5 日一换，贴至痊愈。

七、编者后语

胸、腰段脊柱骨折有其复杂性和多样性，常合并神经损伤，非手术治疗卧床时间长，老年患者容易发生坠积性肺炎、压疮等严重并发症。手术治疗的优点在于卧床时间短，但医师需根据患者的具体情况制定有效、安全的手术方式，对于部分需要融合或固定多节段椎体的患者，如何能保证其生物力线的完整性，值得探讨。

第三节 骨盆骨折

一、概述

骨盆结构坚固，损伤多因高能量外力所致，如车辆碾轧、坑道或房屋倒塌、机械碰撞等。此外，跌倒时骶尾部撞击硬物，可发生骶骨、尾骨骨折，肌肉的强烈收缩可引起髂前上、下棘或坐骨结节撕脱骨折。骨盆骨折常因出血量大而引起休克。以往对骨盆骨折多采取非手术治疗，如牵引、骨盆悬吊或石膏固定等方法，致残率高，为50%～60%。20世纪80年代以来，对垂直不稳定骨盆骨折国内外广泛开展切开复位内固定治疗，取得了满意的疗效。

二、解剖与应用

骨盆是由骶骨、尾骨、髂骨、耻骨、坐骨连接而成，如漏斗状的环形结构。前方有耻骨联合，后方有骶髂关节，均有坚强的韧带附着。骨盆上连脊柱，支持上身体重，同时又是连接躯干与下肢的桥梁。骨盆髋臼是髋关节的组成部分，躯干重力必须通过骨盆才能传达到下肢，下肢的运动必须通过骨盆才能传达到躯干。骨盆对盆腔内的脏器和组织（如膀胱、直肠、输尿管、血管、神经和性器官）有保护作用。骨盆多为骨松质，骨盆内侧壁血管丰富，严重的骨盆骨折可引起大量出血，易导致腹膜后血肿和出血性休克，危及生命。骨盆骨折可引起膀胱、尿道、阴道和直肠损伤，同时还可损伤腰骶神经丛和坐骨神经。

三、临床诊断

1.临床表现　伤后骨盆处疼痛、肿胀、瘀斑，不能翻身、站立和起坐，下肢活动困难。骨盆挤压试验和分离试验时骨折处疼痛加剧，常伴有失血性、创伤性休克。并发尿道破裂时，表现为尿滴血、膀胱膨胀、排尿困难、会阴部血肿及尿外渗等症状。并发膀胱破裂时，可出现下腹肿胀、发硬及明显压痛；也可因尿液流入腹腔而引起腹膜刺激征，如腹痛、恶心、呕吐、腹肌紧张、下腹压痛、反跳痛及膀胱空虚等。

2. 影像学检查 摄骨盆前后位 X 线检查可明确骨折部位和类型。对骨盆前后位 X 线片显示有骨折移位的骨盆环损伤的，应再投照 X 线管球向头侧倾斜 30°～ 40°的骨盆入口位和向尾侧倾斜 35°～ 40°的骨盆出口位；对疑有髋臼骨折者，应投照伤侧骨盆外旋 45°的闭孔位，以显示前后位未能显示的骨折和移位。CT 平扫能在多个层面上清晰显示骨盆骨与关节的外形和内部结构，弥补 X 线检查的不足，进一步明确骨折情况（图 8-1）。

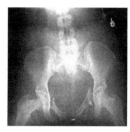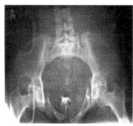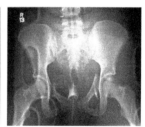

图 8-1 骨盆环损伤，伴有耻骨分离和双侧耻骨支骨折的前后位，入口位及出口位 X 线片

四、骨折类型

1. Tile 分型 临床上使用较多，Tile 分型将骨盆骨折分为以下三型。

(1)A 型(稳定型)：骨盆环骨折,移位不大,未破坏骨盆环的稳定性,如耻骨支,坐骨支骨折,髂前上棘撕脱骨折等。

(2) B 型（旋转不稳定型）：骨盆的旋转稳定性受到破坏，但垂直稳定性尚好，根据损伤机制不同分为三亚型。① B1 型：开书型（前后挤压）；② B2 型：侧方挤压，同侧骨折，耻骨联合交锁；③ B3 型：桶柄损伤，一侧前环，对侧后环骨折。

(3) C 型：旋转和垂直稳定性均受到破坏，也分为三亚型。① C1 型：单侧骶骨骨折，或骶髂关节脱位；② C2 型：双侧骶骨骨折，或骶髂关节脱位；③ C3 型：伴髋臼骨折。

2. **按骨折位置与数量分类** ①骨盆边缘撕脱骨折：如髂前上棘、髂前下棘、坐骨结节撕脱骨折等；②骶尾骨骨折；③骨盆环单处骨折：如髂骨骨折、骶髂关节轻度分离、耻骨联合轻度分离、一侧耻骨上下支骨折等；④骨盆环两处以上骨折，如双侧耻骨上下支骨折、耻骨联合分离并骶髂关节脱位、耻骨上下支骨折并髂骨骨折、髂骨骨折并骶髂关节脱位等。

3. **按暴力的作用方向分类（Burgess 分类法）**

（1）侧方压缩型（LC骨折）：分三个亚型。①LC-Ⅰ型：耻骨支横形骨折，同侧骶骨翼部压缩骨折；②LCⅡ型：耻骨支横形骨折，同侧骶骨翼部压缩骨折及髂骨骨折；③LC-Ⅲ型：耻骨支横形骨折，同侧骶骨翼部压缩骨折及髂骨骨折，对侧耻骨支骨折、骶髂关节轻度分离。

（2）前后压缩型（APC骨折）：分三个亚型。APC-Ⅰ型：耻骨联合分离。APC-Ⅱ型：耻骨联合分离、骶髂关节轻度分离。APC-Ⅲ型：耻骨联合分离、骶髂关节完全分离。

（3）垂直压缩型（VS骨折）：耻骨联合分离或耻骨支垂直形骨折，骶髂关节完全脱位，伴骨盆上移。

（4）混合型（CM骨折）：如LC/VS，LC/APC。

五、治疗原则

对有骨盆骨折的多发伤者其治疗原则如下。首先治疗威胁生命的颅脑、胸、腹损伤，其次是设法保留损伤的肢体，随后及时有效的治疗包括骨盆骨折在内的骨与关节的损伤。骨盆骨折本身的治疗分为非手术治疗和手术治疗两个类别。非手术治疗是传统的治疗方案，包括卧床、手法复位、下肢骨牵引和骨盆悬吊牵引等。手术治疗包括骨外固定器固定和切开复位内固定。

（一）急救处理

骨盆骨折的死亡率较高，首先应把抢救创伤性出血性休克放在第一位。对于失血过多造成血脱者，要迅速补充血容量，若估计出血量已接近或超过总量的1/2，在积极抗休克治疗下，休克仍不能纠正或进行性加重时可考虑结扎髂内动脉。若合并盆腔内脏损伤，应请专科会诊，及时处理。

（二）非手术治疗

1. **整复方法** 无明显移位的骨盆骨折，一般不必整复。有移位的骨盆骨折，尤其是盆环双弓断裂者，若病情许可，应采用手法复位。复位的方法应根据骨折移位情况而定。髂骨翼外旋、耻骨联合分离者，患者仰卧，术者先纵向牵引患侧下肢以纠正半侧骨盆向上移位，然后用两手对挤髂骨部，使骨折整复。或者使患者侧卧于木板上，患侧向上，用推按手法对骨盆略加压力，使分离的骨折段复位；髂骨翼内旋、耻骨联合向对侧移位者，患者仰卧，术者先纵向牵引纠正患侧骨盆向上移位，然后以两手分别置于两侧髂前上棘向外推按，分离骨盆，使骨折段复位。

2. **固定方法** 无明显移位的骨盆骨折，卧床 3～5 周即可，不必固定。髂骨翼外旋、耻骨联合分离者，手法复位后可应用多头带包扎或骨盆帆布兜悬吊固定，固定时间为 4～6 周。骨盆向上移位者，应采用患侧下肢皮肤牵引。向上移位超过 2cm 者，应采用股骨髁上或胫骨结节骨牵引，牵引重量为体重 1/7～1/5，牵引时间需 6～8 周。

（三）手术治疗

1. **手术指征** ①纵向不稳定型骨盆骨折；②多发伤合并髋臼骨折；③外固定后残留移位；④无严重污染的开放性骨盆后环损伤；⑤单纯后侧韧带损伤所致骶髂关节脱位，经闭合复位失败；⑥耻骨联合分离大于 2.5cm，经非手术治疗无效者。

2. **手术方式** ①骨外固定器固定术；②切开复位内固定术。

六、余子贞经验

骨盆骨折用八号舒筋汤接骨药散敷贴，每日一换，贴至痊愈。若有骨骺移位，则在整复后用九号伤科安骺药散敷贴，每日一换。或有腰荐坚实，紫黑疼痛，用四号跌打伤药散敷贴，将近愈合，改用十三号伤科解毒药膏敷贴。久伤者，则用九十八号跌打风湿药膏敷贴，5日一换。如有久伤，并发骨痨者，用九十八号跌打风湿药膏敷贴。内服清瘀止痛丸,虚弱者和妊娠女性内服活血止痛丸。兼病者,拟方治之。

七、编者后语

由于当时条件的限制,当时余子贞先生对不稳定的骨盆骨折缺少有效的复位和固定办法,随着现代医学的发展,内固定已经成为不稳定型骨盆骨折的主要治疗措施。另外骨盆骨折容易发生盆腔的出血,导致失血性休克,特别是不稳定的骨盆骨折,急诊外固定支架固定治疗能早期稳定骨盆,减少盆腔出血,有利于多发性骨折的抢救,是严重骨盆骨折抢救的重要措施。

参 考 文 献

[1] 王占林,袁晓光,周彤.骨盆骨折并发失血性休克的治疗.临床医药文献电子杂志,2019, 6(15): 84-85.

[2] 江捍平,王大平,张洪,等.骨盆骨折研究进展.中国现代医药杂志,2005, 15(1): 38-40.

[3] Browner B D. 创伤骨科学.王学谦,娄思权,侯筱魁,等,译.天津:天津科技翻译出版公司, 2007.

[4] 王卫中,丛鹏,陈瑜.创伤所致多发肋骨骨折患者轻、重度脾损伤患者的预后分析.当代医学, 2019, 25(18): 136-138.

[5] Kim BG, Dan JM, Shin DE.Treatment of thoracolumbar fracture.Asian Spine J, 2015, 9(1): 133-146.

[6] 张晓志.AF钉内固定治疗脊柱胸腰段骨折的体会.中国厂矿医学, 2008, 21(3): 334.

第9章 关节脱位

第一节 肩关节脱位

一、概述

肩关节脱位，也称肩肱关节脱位，古称"肩胛骨出"或"肩骨脱臼"。肩关节是全身关节脱位中最常见的部位，占所有主要关节脱位的50%，其中前脱位占病例的95%～97%，后脱位占2%～4%，好发于20～50岁的男性。

二、解剖与应用

肩肱关节由肱骨头及肩胛盂构成，肩胛盂小且浅，只占肱骨头关节面的1/4～1/3，只有一小部分肱骨头能够与关节盂持续接触。而肩关节囊松弛薄弱，前方尤为明显，这种结构为增大肩关节的活动度提供了良好的条件，但对关节的稳定则是不利因素。

三、临床诊断

根据患者的外伤史、典型临床表现及X线检查所见，一般即可做出诊断。但查体时应注意患肢有无合并肱骨外科颈骨折、肱骨大结节骨折、肩袖损伤和血管、神经损伤等，切勿漏诊。X线检查可确定脱位的类型及有无并发骨折，必要时进一步做CT或MRI检查。

（一）肩关节前脱位

肩关节前脱位均有明显的外伤史，以及肩部疼痛、肿胀及功能障碍等一般损伤症状。患者常以健手扶持患肘的前臂，头倾向患侧以减轻肩部疼痛。因肱骨头向前内移位，三角肌下空虚，肩部失去正常圆滑的轮廓，肩峰特别突出，形成典型的"方肩"畸形，同时可触及肩峰下有空虚感。上臂有明显的外展内旋畸形，并呈弹性固定于这种畸形位置。伤侧肘关节的内侧贴着胸前壁，伤肢手掌不能触摸健侧肩部，即"搭肩试验"阳性。测量肩峰到肱骨外上髁长度时，患肢短于健肢（但盂下脱位则长于健肢）。直尺试验阳性。X线检查可以确诊肩关节前脱位，并能检查有否骨折发生。

（二）肩关节后脱位

肩关节后脱位临床症状不如肩关节前脱位明显，常延误诊断，最明显的临床表现为肩峰异常突出，从侧面观察，前部平坦，喙突突出，伤肩后侧隆起，在肩关节后侧肩胛冈下可摸到肱骨头，肩部前侧空虚。患肢上臂呈内收内旋位，外展活动明显受限制。X线正位检查示盂肱关节大致正常，但仔细研究可发现，肱骨头呈内旋位，大结节消失，肱骨头与肩胛盂的半月形阴影消失，肱骨头与肩胛盂的关系显示移位。正位检查示肱骨近端类似灯泡样形状，呈"灯泡"征。轴位X线片可显示肱骨头向后移位，肱骨头的前内侧变平或凹陷，或肩胛冈骨折。CT检查可明确诊断（图9-1）。

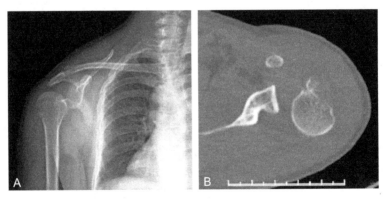

图9-1 肩关节后脱位
A.左肩关节后脱位"灯泡"征；B.右肩关节后脱位CT

四、分型

肩关节脱位根据脱位的时间长短和脱位次数的多少，可分为新鲜性、陈旧性和习惯性脱位。根据脱位后肱骨头所在的位置，又可分为前脱位、后脱位两种；前脱位又可分为盂下脱位、喙突下脱位、锁骨下脱位及胸腔内脱位，其中以喙突下脱位最多见，后脱位极少见。

五、治疗

肩关节脱位的治疗原则应当是尽早进行手法复位和固定治疗，不仅可及时缓解患者痛苦，而且易于复位。整复操作可在麻醉下进行，操作手法应准确，切忌暴力。复位手法分为以牵引手法为主和以杠杆手法为主两种。一般以牵引手法较为安全，利用杠杆手法较易发生软组织损伤及骨折。合并大结节骨折、腋神经及血管受压，通常可随脱位整复，骨折亦随之复位，神经、血管受压解除；陈旧性脱位，先试行手法复位，失败后考虑手术治疗。

（一）手法整复

1. 肩关节前脱位

（1）手牵足蹬法：最常用。患者仰卧于床上，患侧腋下置棉垫保护软组织。术者立于患侧，面对患者，两手握住患肢腕部，同时将脚伸至伤侧腋下，向上蹬住附近胸壁（右肩用右脚，左肩用左脚），沿患肢纵轴方向用力缓慢牵引1～3分钟，并向外旋转，继而徐徐将患肢内收、内旋，将肱骨头撬挤于关节盂内。当有入臼声时，提示复位成功。

（2）牵引回旋法：适用于肌肉发达的患者。患者取坐位或卧位，患肘关节屈曲90°。助手扶住患者固定双肩，术者一手握住患腕，另手握住患侧肘部，先沿上臂纵轴方向牵引，保持牵引的同时轻柔匀缓地外旋上臂至极限位，再内收上臂，使肘关节贴近胸壁，听到滑动响声即提示复位，继续将患肢横过胸前体中线，使患掌搭于健侧肩上，保持复位。老年骨质疏松患者采用牵引回旋法，可能导致外科颈骨折，临床中应注意避免。

（3）椅背复位法：患者坐在靠背椅上，将患肢放在椅背外侧，腋和胸肋紧靠椅背，将棉垫置于腋部，防止血管、神经损伤，一助手扶住患者和椅背，术者握住患肢，先外展、外旋牵引，再逐渐内收，并将患肢下垂，然后内旋屈肘，即可复位成功。此法是应用椅背作为杠杆支点整复肩关节脱位的方法，适应于肌力较弱的肩关节脱位者。

2.肩关节后脱位　治疗比较简单，一般将上臂轻度前屈、外旋牵引，肱骨头即可自动复位。

（二）固定方法

1.肩关节前脱位　采用胸壁绷带固定法，将患侧上臂保持在内收、内旋位，肘关节屈曲 60°～90°，前臂依附胸前，用纱布棉垫放于腋下和上臂内侧，用绷带将上臂固定于胸壁，然后用三角巾悬吊患肢于胸前，固定 2～3 周。

2.肩关节后脱位　若是新鲜性肩关节后脱位，复位后，用肩"人"字石膏固定上臂于外展 40°、后伸 40° 和适当外旋位，3 周后去除固定。

（三）手术治疗

绝大多数新鲜肩关节脱位，手法整复多能成功，极少数需要切开复位，凡遇下列情况之一者，可考虑行切开复位。

（1）合并肱二头肌肌腱向后滑脱、肱骨外科颈骨折、关节盂大块骨折等阻碍复位，手法复位不能成功者。

（2）合并神经、血管损伤，临床症状明显，且进行性加重，手法整复后症状未得到缓解者。

（3）陈旧性肩关节脱位手法整复失败者，对于青壮年患者可考虑手术复位，而对于年老患者不必强求手术复位，应鼓励患者加强肩部活动，尽可能恢复肩关节的功能。

六、余子贞经验

（一）复位与固定法

（1）患者坐位，医者站于患侧，若伤在左侧，用右侧手插入患肩腋下，将肱骨拉开，靠近医者肘部，略微提托伤手，但要将伤手垂下，此时患肢靠近医者，医者将患肢前臂拉开，使肱骨头与肩关节分离，再提高托上对合。

（2）医者贴于患者身后，以右侧手固定患者胸部，左手提起患肢，逐渐举高，直至患肢伸直，受伤日久者可以听到筋膜破裂声，再缓慢放下。

（3）医者将患肢举高伸直，嘱患者屈曲肘关节，用手掌触摸颈肩部，随后伸直患肢，缓慢放下。

（4）嘱患者屈曲患肢搭健侧肩部，如若不能，则重复第一步后再试，用患侧手掌紧贴健侧肩部，医者抬起患肢肘部，由胸前托上头部，由头部推到胸前，然后放下。

（5）将患肢向后屈到背部，逐渐提高患肢，直至摸到肩胛骨，再放下。

（6）对于受伤日久，骨骺已坚者，需进行手术，初次脱位，不易复位者可分次整复，将患肢每日照前法提高，逐渐复位，且可减轻伤者痛苦。

（二）用药治疗

对于肩关节脱位合并骨折者，用八号舒筋接骨药散敷贴，再以纱布包扎夹板固定，每日一换，内服清瘀止痛丸，如有重伤兼病者，拟方治之。对于全脱位者，在术后用二号伤科镇痛药散敷贴，每日一换，贴至痊愈。而久伤半脱位者，在给予整复手法后用九号伤科安骺散敷贴，贴至痊愈无痛为止。对于患处极为肿胀，或有小血管破裂，或有皮肤过敏红肿疼痛者，用反应药散，以干药粉纱布包扎敷贴，每日一换，贴至消肿止痛为度。对于肱骨脱离肩胛骨，合并肱骨头骨折的患者，在敷药包扎妥善之后，需用棉垫垫于患肩腋下，使肱骨离开肋骨，复回原位。

七、编者后语

肩关节后脱位初诊的漏诊率高，影像学征象如"灯泡"征、"肩胛盂空虚症"等缺乏特异性，只能作为高度怀疑肩关节后脱位存在的影像学间接依据。肩关节X线腋位检查是确诊肩关节后脱位的常用方法。对临床疑似病例进行CT检查，是诊断肩关节后脱位及其伴随骨折的可靠方法，并且可以精确测量肱骨头前内侧压缩性骨折的面积或肩胛盂磨损的程度，有助于治疗方案的制订。对于肩关节后脱位合并肱骨大结节骨折的患者，复位时手法需轻柔，避免肱骨外科颈骨折。若后脱位伴有较大的骨缺损，需要行植骨手术，修复关节面，防止后脱位反复发生。对于无法复位的患者，可在麻醉下行手法复位，或行切开复位。

第二节 肘关节脱位

一、概述

肘关节脱位是构成肘关节的骨端关节面脱离了正常位置，而致功能障碍。本病是肘部常见的损伤，多发于青壮年，成人和儿童较少发生。

二、解剖与应用

肘关节由肱骨下端、桡骨头和尺骨近端所组成，包括肱尺关节、肱桡关节和近端尺桡关节，三个关节共在一个关节囊内。肘关节关节囊侧壁厚而紧张，并有坚强的桡侧副韧带和尺侧副韧带加强，而关节囊前、后壁薄而松弛，且韧带薄弱，因此肘关节后脱位最为常见。肘关节的运动以肱尺关节为主，是屈戌关节，可以做屈伸运动（屈30°，伸180°）。肱骨内、外上髁和尺骨鹰嘴都易在体表扪及，当肘关节完全伸直时，此三点位于一条直线上，当屈肘90°时，此三点的连线构成一尖端朝下的等腰三角形，称为肘后三角，是鉴别肱骨髁上骨折和肘关节脱位的重要体征。

三、临床诊断

有外伤史，患肘部肿胀、疼痛、畸形，肘关节弹性固定，肘关节正侧位X线检查可明确脱位的类型及是否合并骨折。

1. 后脱位　患者常用健手托住伤肢前臂，肘关节呈弹性固定于45°左右的半屈曲位，外观呈靴状畸形，肘后上方空虚、凹陷，可触及移位的尺骨鹰嘴，肘窝饱满，可触及移位的肱骨下端，关节的前后径增宽，左右径正常，肘后三点骨性标志关系不对（图 9-2 和图 9-3）。

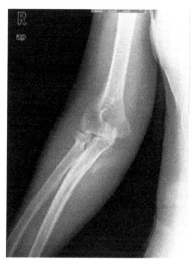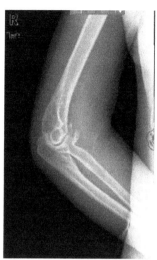

图 9-2　肘关节脱位"恐怖三联征"X 线片

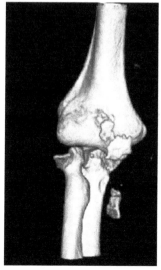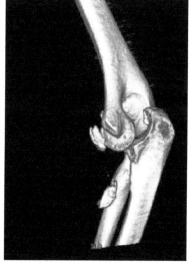

图 9-3　肘关节脱位"恐怖三联征"CT 片

2.侧后方脱位　除具有后脱位的症状体征外，可呈现肘内翻、肘外翻畸形，肘关节出现内收、外展功能障碍，肘部左右径增宽，肘后三点骨性标志的关系发生改变。

3.前脱位　肘关节过伸、屈曲受限，呈弹性固定，肘前隆起，可触到脱出的尺桡骨上端，在肘后可触到肱骨下端及游离的鹰嘴骨折片。

四、治疗原则

新鲜性肘关节脱位应以手法整复为主，一般均可获得成功，宜早期复位及固定。并发骨折者，应先整复脱位，然后处理骨折。多数骨折如肱骨内髁或外髁撕脱骨折、尺骨冠状突骨折可随脱位的复位一并复位。前脱位多合并尺骨鹰嘴骨折，复位后稳定性差应该手术治疗。

（一）整复方法

1.肘关节后脱位

（1）拔伸屈肘法：患者仰卧或坐位。近端助手把持上臂，远端助手握患肢腕部行对抗牵引3～5分钟；术者双手拇指顶推肘后鹰嘴部，其余手指扣住肱骨下端，运用端提手法的同时令远端助手逐渐屈曲肘关节，当闻及关节弹响音时即提示复位成功。复位成功后，肘关节主、被动活动及肘后三角关系正常。

（2）膝顶复位法：患者取坐位，术者立于患侧前面，一手握其前臂，一手握其腕部，同时一足踏在凳子上，以膝盖顶在患侧肘窝内，沿前臂纵轴方向用力拔伸，然后逐渐屈肘，闻及入臼声，说明已复位。

2.肘关节侧方脱位　患者仰卧位，患肢置于轻度屈肘位，一助手固定上臂，术者一手握患肢前臂并略加牵引，另一手握患肢肘部，以拇指和其他手指使肱骨下端和尺桡骨上端向相对方向推挤即可使其复位。但应注意不要使侧方移位转化为后脱位，否则会加重软组织的损伤。有撕脱性骨折者，多可随之复位。

3.肘关节前脱位　患者取仰卧位或坐位，复位时，使肘关节呈高度屈曲位进行，助手牵拉上臂，术者一手握住肘部，另一手握住腕部，稍加牵引，保持患肢前臂旋内的同时，在前臂上段向后加压，可听到入臼复位的响声，即已复位。

（二）固定方法

1. **后脱位** 肘关节后脱位复位后，一般用绷带做肘关节 "8" 字固定，肘关节屈曲 90°，前臂中立位，三角巾悬吊前臂于胸前，2～3 周后去除固定。

2. **侧方脱位** 固定方法同后脱位，术后用上肢屈曲型杉树皮托板或石膏托固定 2～3 周。

五、手术治疗

新鲜性肘关节前脱位合并尺骨鹰嘴骨折，肘关节后脱位有内上髁骨折块嵌入关节腔或合并神经、血管损伤而手法整复失败者，以及超过 3 周以上的陈旧性脱位，应手术切开复位，并对骨折予以相应的固定处理。

六、余子贞经验

（一）复位与固定

医者用双手就合骨位，安回原骱，方能消肿止痛。医者以左手拇指放于患肢桡骨小头处，余四指固定于鹰嘴骨尖处，拿实肱骨内外上髁，将鹰嘴骨推正当中，坐于骨沟处。医者用右手握住患侧腕部，使其掌心向上，将伤手向外拖拉伸直平正为度，随后屈伸肘关节，使肘骨关节松动无阻，复回原骱。以伤手搭对侧肩部，验查整复效果，并检查肩部和腕部有无受伤。整复后将伤手伸直平整，用药散敷贴，纱布包扎卷实，外排列四条夹板，内外髁后各放一条，贴近鹰嘴骨，另两条放于前凹，略微分开，以绷带固定。敷药至六七日，稍将骨骱关节轻试摇动，每日整理，使之灵活。至 20 余日，每日换药时使之屈伸无痛，活动自如，则为痊愈。

余子贞先生认为，整复时，需手法轻柔，不可屈伸肘关节，以免损伤筋膜，不利于愈合。肘关节脱位若在屈肘位包扎，有碍血脉流通和骨骱端正，以致愈合后不能伸直。

（二）用药治疗

手法整复后给予九号伤科安骱药散敷贴，每日一换，贴至痊愈。若为小儿扭挫脱骱，给予六号少年安骱药散。遇皮肤红痒，转用十三号伤科解毒药散敷贴，贴至痊愈。肘骨受伤脱骱，肌肤紫黑，瘀血浮肿，痛苦发热，则用二号伤科止痛药散敷贴，一二日内服用清瘀止痛丸，消肿止痛、清瘀退热，再换九号伤科安骱药散敷贴，将近痊愈，再换十三号伤科解毒药膏敷贴，至痊愈。肘关节脱位合并骨折，在手术整理后先给予五号伤科散瘀药散敷贴，贴至肿消痛止，再改用八号舒筋接骨药散敷贴，贴至痊愈。

七、编者后语

肘关节"恐怖三联征"是临床上常见的一种肘关节复杂损伤，包含了肘关节脱位、桡骨头骨折、冠突骨折、内外侧副韧带断裂、屈肌及伸肌总腱起点撕裂、肱肌挫伤及软骨损伤等。这些结构在稳定肘关节中扮演了重要角色。非手术治疗易使肘关节僵硬，对重建肘部骨性、韧带等关键结构的效果欠佳，致使肘关节创伤性失稳，患者常反复脱位，故而在条件允许的情况下首选手术治疗，尽可能达到肘关节的解剖复位，重建肘关节的结构连续性和稳定性。

参 考 文 献

[1] 周俊杰. 手法复位合舒筋汤治疗肘关节脱位 32 例. 光明中医, 2007, 22(7): 86-88.

[2] 陈锐雄，王晓峰，张志文，等. 肘关节恐怖三联征手术治疗的回顾性分析. 中华关节外科杂志, 2019, 13(2): 131-137.

[3] Morry BF, An KN. Stability of the elbow: osseous constraints. J Shoulder Elbow Surg, 2005, 1(14): 174-178.

[4] Callaway GH, Field LD, Deng XH, et al. Biochanical evaluation of the medial collaterall ligment of the elbow. J Bone Joint Surg AM, 1997, 8(79): 1223-1231.

[5] 蒋正武，赵越. 直接肘关节外侧入路治疗肘关节恐怖三联征的体会. 山东医药, 2015, 55(4): 36-38.

[6] Yan M, Ni J, Song D, et al. Radial head replacement or repair for the terrible triad

of the elbow: which procedure is better?. ANZ J Surg, 2015, 85(9): 644-648.

[7] Hovelius L, Augustini BG, Fredin H, et al. Pdmary anterior dislocation of the shoulder in young patients. A ten-year prospective study. J Bone JointSurgAm, 1996, 78(11): 1677-1684.

[8] 吴晓明, 蔡明, 东靖明, 等. 肩关节后脱位诊断与治疗的专家共识. 中国骨与关节杂志, 2019, 8(8): 610-616.

第10章　劳损性疾病

第一节　肩　周　炎

一、概述

肩周炎即肩关节周围炎的简称，是肩关节及其周围软组织退行性改变所引起的肌肉、肌腱、滑囊、关节囊等肩关节周围软组织的广泛慢性炎症反应。其主要特点为肩部疼痛和肩关节活动受限，是中老年人的常见病、多发病。因50岁左右为高发年龄，因而又称五十肩。目前确切的病因尚不清楚，有学者认为是一种自身免疫性疾病，也有学者认为与全身性代谢障碍有关。肩部外伤、脑中风、偏瘫等肩部缺少活动的患者，日久也常发生肩周炎。本病为多滑囊病变，病变累及盂肱关节关节囊、肩峰下或三角肌下、肱二头肌长头肌肌腱滑囊等处。早期病变为滑囊充血、水肿和渗出。后期滑膜腔粘连闭锁、纤维样变。初期疼痛影响了肩部活动，在以上受累组织间的纤维化和瘢痕的发展又进一步限制了肩部活动。

二、解剖与应用

肩袖由冈上肌、冈下肌、小圆肌、肩胛下肌的肌腱组成，附着于肱骨大结节和肱骨解剖颈的边缘，其内面与关节囊紧密相连，外面为三角肌下滑囊。其环绕肱骨头的上端，可将肱骨头纳入关节盂内，使关节稳定，协助肩关节外展，且有旋转功能。肩袖的退变、劳损可诱发肩部的功能紊乱，肩部发生炎性疼痛。冈上肌的过度磨损可能与旋转肌群内其他肌肉过度磨损有关。这种更加常见的情况通常被称为旋转肌袖综合征。许多因素可导致旋转肌袖综合征，如外伤、劳损或重复撞击喙肩韧带、肩峰或关节窝边缘。冈上肌肌腱存在乏血管区，随着年龄的增大，冈上肌肌腱容易磨损，导致退化。严重的旋转肌袖综合征，盂肱关节的关节运动学可能会被完全扰乱，肩变得发炎疼痛，导致主动或被动运动受限。

三、临床诊断

（一）临床表现

肩部疼痛、压痛，活动不便，有时夜间痛醒，睡觉时不能压迫肩部，后期则表现为肩关节粘连，活动功能明显受限。患者常不能背手、梳头、穿衣、脱衣、洗脸等动作。局部肌肉有僵硬、紧张或肌肉萎缩现象。

（二）体征

1. *肩部疼痛*　起初肩部呈阵发性疼痛，多数为慢性发作，以后疼痛逐渐加剧或钝痛，或刀割样痛，且呈持续性，气候变化或劳累后常使疼痛加重，疼痛可向颈项及上肢（特别是肘部）扩散，当肩部偶然受到碰撞或牵拉时，常可引起撕裂样剧痛，肩痛昼轻夜重为本病一大特点，若因受寒而致痛者，则对气候变化特别敏感。

2. *肩关节活动受限*　肩关节向各方向活动均可受限，以外展、上举、内旋、外旋更为明显，随着病情进展，由于长期废用引起关节囊及肩周软组织的粘连，肌力逐渐下降，加上喙肱韧带固定于缩短的内旋位等因素，使肩关节各方向的主动和被动活动均受限，特别是梳头、穿衣、洗脸、叉腰等动作均难以完成，严重时肘关节功能也可受影响，屈肘时手不能摸到同侧肩部，尤其在手臂后伸时不能完成屈肘动作。

3. *畏寒*　患者肩部怕冷，不少患者终年用棉垫包肩，即使在暑天，肩部也不敢吹风。

4. *压痛*　多数患者在肩关节周围可触到明显的压痛点，压痛点多在肱二头肌长头肌肌腱沟处、肩峰下滑囊、喙突、冈上肌附着点等处。

5. *肌肉痉挛与萎缩*　三角肌、冈上肌等肩周围肌肉早期可出现痉挛，晚期可发生失用性肌萎缩，出现肩峰凸起，上举不便，后伸不能等典型症状，此时疼痛症状反而减轻。

（三）影像学辅助检查

1. X 线检查

（1）早期的特征性改变主要是显示肩峰下脂肪线模糊变形乃至消失。所谓肩峰下脂肪线是指三角肌下筋膜上的一薄层脂肪组织在 X 线片上的线状投影。当肩关节过度内旋位时，该脂肪组织恰好处于切线位，而显示线状。肩周炎早期，当肩部软组织充血水肿时，X 线检查可见软组织对比度下降，肩峰下脂肪线模糊变形乃至消失。

（2）中晚期的特征性改变主要是肩部软组织钙化，X 线片可见关节囊、滑液囊、冈上肌肌腱、肱二头肌长头肌肌腱等处有密度淡而不均的钙化斑影。在病程晚期，X 线片可见钙化影致密锐利，部分病例可见大结节骨质增生和骨赘形成等。此外，在肩锁关节可见骨质疏松、关节端增生或形成骨赘或关节间隙变窄等。

2. 肩关节 MRI 检查　可以确定肩关节周围结构信号是否正常，是否存在炎症，可以作为确定病变部位和鉴别诊断的有效方法。

四、分期

肩周炎一般可分为急性期、慢性期和恢复（缓解）期 3 个阶段。肩周炎起病急，疼痛剧烈，肩部肌肉保护性痉挛，致肩关节活动受限。急性期一般持续 2～3 周之后进入慢性期。但多数患者无明显急性期，而是起病缓慢。慢性期疼痛比急性期轻，但挛缩加重，肩关节呈冻结状态，穿衣、梳头甚至便后擦手纸等动作均感困难，经过数月至 1 年，逐渐进入恢复期，炎症、粘连等病变逐渐吸收，疼痛逐渐减退，活动功能逐渐恢复，病程一般持续 1～2 年。

五、治疗原则

肩周炎主要是非手术治疗。口服消炎镇痛药，物理治疗，痛点局部封闭，按摩推拿、自我按摩等综合疗法。同时进行关节功能练习，包括主动与被动外展、旋转、伸屈及环转运动。当肩痛明显减轻而关节仍然僵硬时，可在全身麻醉下行手法松解，以恢复关节活动范围。

六、余子贞经验

肩周炎在余氏伤科里认为是劳损、外伤、风寒湿邪问题所致。治疗此类疾病的主要方法为非手术疗法及内外结合治疗法，也就是通过内服中药、中药外熏洗、针灸、功能锻炼等方式进行治疗。

1. **辨证分型**

（1）气滞血瘀证：主症为关节疼痛如刺，休息后痛反甚。次症为面色黧黑。舌象与脉象为舌质紫暗，或有瘀斑；脉沉涩。采用活血化瘀、通络止痛法，选用血府逐瘀汤（《医林改错》）等加减治疗。

（2）寒湿痹阻证：主症为关节疼痛重着，遇冷加剧，得温则减。次症为腰身重痛。舌象与脉象为舌质淡，苔白腻；脉沉。采用温经散寒、养血通脉法，选用蠲痹汤（《医宗金鉴》）等加减治疗。

（3）肝肾亏虚证：主症为关节隐隐作痛。次症为腰膝酸软无力，酸困疼痛，遇劳更甚。舌象与脉象为舌质红，少苔；脉沉细无力。采用滋补肝肾法，选用左归丸（《景岳全书》）等加减治疗。

（4）气血虚弱证：主症为关节酸痛不适。次症为少寐多梦，自汗盗汗，头晕目眩，心悸气短，面色少华。舌象与脉象为舌淡，苔薄白；脉细弱。采用补气养血法，选用八珍汤（《丹溪心法》）等加减治疗。

2. **中药外熏洗** 中药湿热敷。组成：桑枝 60g，桂枝 20g，川乌 30g，生草乌 30g，红藤 30g，伸筋草 30g，海桐皮 30g，透骨草 30g，红花 10g，赤芍 15g，桃仁 15g。用法：加水 2500ml 煎取 500ml，去渣取汁，加入白醋 100g。用毛巾蘸药液，敷于患肩部，毛巾干湿以不滴水为度，在毛巾外裹一层玻璃纸，再在其外置一热水袋。每次敷 45 分钟，每日 2 次。洗方湿热敷可以改善局部的血液循环，消除关节的炎症，缓解功能训练引起的疼痛和肌肉疲劳。

3. **针灸** 常规针刺组选取的穴位有肩髎、肩髃、阿是穴、阳陵泉、肩贞、条口、承山、神关等穴。

七、编者后语

中医对肩周炎的认识从系统的角度来考虑疾病的发生机制，不把目光局限于某特定的结构损伤，退变与劳损是其发病的主要的原因。笼统将肩痛归结于"肩凝症""结肩凝症""老年肩"，认为是因人肾气不足、肩部过度劳作、损伤或者受凉，引起脉络阻滞、气血不通，导致肩周围凉痛、酸胀、活动受限等症状，余氏伤科认识到肩痛有外伤及长期劳损的机制，中医治疗宜舒筋活血通络，因此在外用方中常用活血通络药物如红花、赤芍、桃仁等。在损伤的早期关节疼痛如刺，休息后痛反甚。采用疏通经络、强筋壮骨、通络止痛法，选用血府逐瘀汤等加减治疗，肾气不足者，通常施以左归丸加减。同时余氏伤科也注重肩关节功能锻炼，肩周炎属于自限性疾病之一。治疗肩周炎必须通过功能锻炼这一阶段，在中后期，功能锻炼既能达到很好的治疗效果，还可以维持较长时间的疗效，通过练习太极拳及八段锦进行功能锻炼。余氏伤科还推荐常用的功能锻炼方法就是手指爬墙上举、体后拉手、摆臂甩手等。在粘连期及缓解期使用功能锻炼可以达到较好的疗效，尤其是在缓解期，功能锻炼的应用要明显好于内、外治法。但在肩关节的急性期疼痛剧烈余氏认为应避免过度锻炼，以内服外用药为主。

第二节 肩袖损伤

一、概述

肩袖损伤(rotator cuff injury)是肩袖肌腱部位的撕裂，以肩部疼痛、无力、活动受限为主要表现的一种疾病，在中老年患者和肩关节创伤患者中比较常见，其发病率占肩关节疾病的 17%～41%，在 60 岁以上人群中的发病率为 30%～50%，多数患有肩袖撕裂的老年人并没有临床症状，或仅有轻度不适，但并不妨碍功能。

二、解剖应用

肩胛下肌、冈上肌、冈下肌和小圆肌在经过肩关节的前方、上方和后方时，与关节囊紧贴，并有许多腱纤维编织入关节囊壁，共同组成肩袖组织（rotator cuff），所以这些肌肉的配合收缩对稳定肩关节起着重要的作用。冈上肌是整个肩关节复合体中运动最频繁的肌肉，外展时除了三角肌提供帮助，冈上肌为盂肱关节提供动态与静态稳定性，冈上肌附着于肱骨大结节最上部，经常受肩峰喙肩韧带的磨损，从解剖结构和承受的机械应力来看，该部位为肩袖的薄弱点，当肩关节在外展位做急骤的内收活动时，易发生破裂。

三、临床表现

（一）症状

当肩袖破裂时，患者常自觉有撕裂声响，局部肿胀，皮下出血，伤后局部疼痛限于肩顶，并向三角肌止点放散，大结节与肩峰间压痛明显，患者不能主动外展肩关节。

（二）体征

1. 压痛　大结节与肩峰间压痛明显，根据压痛部位的大小，可以确定肩袖破裂范围的大小。

2. 弹响　肩袖裂口经过肩峰下时则弹响，尤其完全破裂者更为明显。

3. 疼痛弧　部分破裂者在肩关节外展 60°～ 120°出现疼痛。

4. 裂隙　完全破裂者，可以摸及破裂的裂隙。

5. 肌萎缩　早期因有丰满的三角肌遮盖不明显，日久出现冈上肌、冈下肌失用性萎缩，尤以冈下肌明显。三角肌有时不但不萎缩反而肥大。

6. 关节活动异常　肩袖破裂较大时患臂不能外展，而由耸肩活动代替。由于肩袖破损，三角肌的收缩，肱骨沿其垂直轴向上，迫使肩胛骨在胸壁上滑动并旋转，出现肩关节活动异常，同时抗阻力外展力量减弱。

7. 上臂下垂试验　行局部麻醉后，将患侧上臂被动外展至 90°，如不加以支持，患肢仍能保持这一位置，表示肩袖无严重损伤，如不能维持被动外展位置则表明肩袖严重破裂或完全破裂。

（三）影像学辅助检查

1. X 线检查　对诊断无特异性，但有助于鉴别和排除肩关节骨折、脱位及其他骨、关节疾病。

2. CT 断层扫描检查   对肩袖病变的诊断意义不大，在肩袖广泛性撕裂伴有盂肱关节不稳定时，有助于发现肩盂与肱骨头解剖关系的异常及不稳定表现。

3. 超声检查   优点是无创性、可动态观察、可重复、准确率高，能发现冈上肌以外的其他肩袖断裂；操作方便、省时、费用低；能同时对肱二头肌长头肌腱病变做出诊断；对肩袖撕裂术后随访有其独特的价值，其诊断的准确率为 90%。

4. MRI 及 MRI 关节造影   MRI 是目前检查肩袖损伤最有效的影像学方法。肩袖损伤分为 3 期（出血水肿期、肌腱炎和肩袖纤维化期、部分或完全撕裂期）。MRI 通过形态和信号的异常反应可显示肩袖损伤的各期表现。MRI 关节造影是在透视下经关节囊内注射含碘造影剂。由于关节囊的扩张，微小的肩袖撕裂在造影剂的衬托下显示得更为清楚，MRI 关节造影的准确率超过 90%（图 10-1）。

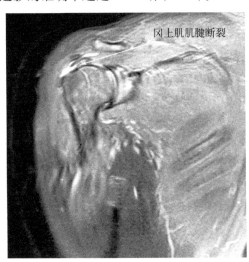

冈上肌肌腱断裂

图 10-1   冈上肌肌腱撕裂层次的肩部额状面（T_2）MRI

5. 关节镜诊治   被认为是诊断肩袖部分撕裂的"金标准"，主要用于一些诊断较困难的病例。

四、分期

Neer 将肩袖损伤分为 3 期：Ⅰ 期为年龄＜ 25 岁，病变可逆，活动时肩痛到活动期肩痛，肩峰上区点状触痛，有疼痛弧，抗阻力时疼痛加重；Ⅱ期为年龄为 25 ～ 40 岁，反复创伤引起慢性肌腱炎，持续性肩痛，常于夜间加重，体征与Ⅰ期相似但更重；Ⅲ期包括完全性肌腱断裂、骨性改变，年龄在 40 岁以上，病史长，可以轻度肩痛到严重肩痛，夜间为甚。肩活动范围可从正常到严重受限，被动活动大于主动活动。

五、治疗原则

不完全破裂者大多不需要手术治疗，多采用在局部封闭下将肩部外展、前屈、外旋，固定 3 ～ 4 周，使肩袖破裂部分接近而获得愈合。

1. 药物治疗

（1）内服药初期活血行气、消肿止痛，可用云南白药、跌打丸，后期舒筋、活络、止痛，口服舒筋丸。

（2）外用药外用消瘀止痛膏、接骨续筋膏等。

（3）局部封闭疗法局部疼痛较剧烈的患者，可在肩峰下间隙行局部封闭。

2. 功能锻炼　在疼痛可以耐受的情况下可进行肩关节功能锻炼。开始时以被动活动为主，3 个月内应避免做提举重物等动作。

肩袖部分破裂经 4 ～ 6 周非手术治疗，仍不能恢复肩关节有力、无痛、主动的外展活动及完全破裂和陈旧性破裂的患者，应行手术修补。

手术方法有关节镜下修复术、成形术、人工关节置换术等。

六、余子贞经验

对于急性期肩袖损伤，先用按摩手法，再予以八号舒筋接骨药散敷贴，然后用纱布包扎固定，每日一换，内服清瘀止痛丸，如有重伤兼病者，拟方治之。对于慢性肩袖损伤，用九号伤科安髁散敷贴，贴至痊愈无痛为止。若遇敷药过敏，予以反应药散，用干药粉纱布包扎敷贴，每日一换。

七、编者后语

肩部疼痛的原因很多，中医把这类疾病作为一个症候群来考虑，从系统的角度考虑其病因和病理，认为此类疾病都和退变（肝肾不足）、劳损有关。这种认识是一种充满智慧的思维方法，至今对我们治疗此类疾病具有重要的指导意义，所倡导的治疗方法仍是目前治疗主要方法。但由于科技发展水平的限制，其对局部一些特殊结构的解剖、功能的认识，不能像现今这样深入，对重要结构的损伤也缺乏有效的办法。合理采用中西医结合方法将有利于提高疗效。

肩周炎（冻结肩）、旋转袖综合征、肩袖损伤（不含外伤性）、肩峰下撞击综合征、肱二头肌肌腱炎等可能都是以退变与劳损为基础的一类疾病，只是不同的称谓，或者是以某一临床表现为主，但也许都是肩关节病的一部分，或者是肩关节病的不同阶段，其症状作为一个症候群有共同特征，往往同时存在。因此，事实上，很难通过某一体检方法把它们完全区分开来。正确理解肩关节病的病理生理，有助于我们对肩关节病的诊断与治疗。

第三节　膝骨关节炎

一、概述

膝骨关节炎（knee osteoarthritis，KOA），指由多种因素引起的关节软骨退变为特征的关节疾病，常见于中老年人群，致残率高达53%。KOA分为原发性和继发性，原发性KOA多发生于中老年人群，无明确的全身或局部诱因，与遗传和体质因素有一定的关系，继发性KOA可发生于青壮年，继发于创伤、炎症、关节不稳定、积累性劳损或先天性疾病等。KOA见于中医"痹证""骨痹"等证。《黄帝内经》奠定了"风寒湿三气"致痹的理论基础，后经历代医家发展，目前视其病机为肝肾不足在内为因，或伤情志、脾不足或先天异常等，并夹有实之邪，形成本虚标实之证。

二、解剖与应用

膝关节是人体最大且最复杂的关节。膝关节的主要结构包括股骨远端、胫骨近端及髌骨关节面。膝关节之所以能活动自如又不会发生脱位，主要是因为前、后交叉韧带、内侧副韧带、外侧副韧带、关节囊及附着于关节附近的丰厚肌腱提供了关节稳定性。此外，胫股关节中间内外侧各有一块非常重要的半月板，它们除了可以吸收部分关节承受的负重外，还可增加关节的稳定性。

关节软骨发生磨损及代谢异常，首先累及负重部位的关节软骨，其次是软骨下骨病变，负重部位软骨下骨密度增加，呈象牙质改变，负重较少部位发生软骨下骨萎缩，出现囊性改变。随着软骨下骨生物应力的不断变化，局部出现再塑形，最终导致关节畸形。

三、临床诊断

（一）临床表现

1. 关节疼痛及压痛　初期为轻度或中度间断性隐痛，负重和活动多时加重，休息时好转，疼痛常与天气变化有关。晚期可出现持续性疼痛或夜间痛。关节局部可有压痛，尤其在伴有关节肿胀时。

2. 关节僵硬　于晨起时有关节紧张和僵硬感，称为晨僵，一般持续时间较短，常在几分钟至十几分钟，一般不超过 30 分钟。

3. 活动受限　关节囊纤维化、骨赘、关节面不平或游离体嵌入，可使关节活动范围减小。

4. 肿胀畸形　滑膜充血、水肿、肥厚可使膝关节肿胀。骨赘形成导致膝关节增粗，关节面不平整可引起膝内、外翻畸形。

5. 肌肉萎缩　股四头肌常因膝关节疼痛、活动能力下降，发生失用性萎缩。

6. 骨擦音（感）　由于关节软骨破坏，关节面不平整，活动时可以出现骨擦音（感）。

（二）X 线检查

X 线检查为 KOA 诊断的"金标准"。早期 X 线可正常。以后可表现为受累关节非对称性关节间隙变窄，软骨下骨硬化和（或）囊性变，部分关节内可见游离体或关节变形。胫骨平台一侧或两侧可有骨赘形成，胫骨髁间隆起变尖（图 10-2）。

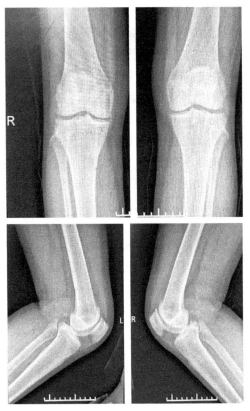

图 10-2　膝骨关节炎患者 X 线片

（三）实验室检查

血常规、蛋白电泳、免疫复合物及血清补体等指标一般正常。伴有滑膜炎的患者可出现 C 反应蛋白和红细胞沉降率轻度升高。继发性KOA 患者可出现原发病的实验室检查异常。

（四）诊断标准

（1）近 1 个月反复膝关节疼痛。

（2）X 线（站立或负重位）显示关节间隙变窄、软骨下骨硬化和（或）囊性变、关节边缘骨赘形成。

（3）中老年患者（≥ 50 岁）。

（4）晨僵 ≤ 30 分钟。

（5）活动时有骨擦音（感）。

符合（1），以及（2）～（5）中的任意 2 条即可诊断。

四、治疗原则

膝关节骨关节炎的治疗目的是减轻或消除关节疼痛，矫正畸形，改善或恢复关节功能，提高生活质量。总体治疗原则是依据患者年龄、性别、体重、自身危险因素、病变部位及程度等选择阶梯化及个体化治疗（图 10-3）。

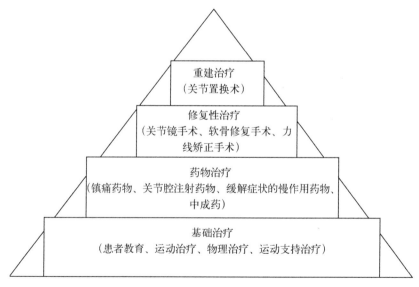

图 10-3　阶梯化治疗

（一）基础治疗

对病变程度不重、症状较轻的 KOA 患者是首选的治疗方式。强调改变生活及工作方式的重要性，使患者树立正确的治疗目标，减轻疼痛、改善和维持关节功能，延缓疾病进展。

1. 健康教育　　医务工作者应通过口头或书面形式进行 KOA 的知识宣教并帮助患者建立长期监测及评估机制，根据每日活动情况，建议患者改变不良的生活及工作习惯，避免长时间跑、跳、蹲，同时减少或避免爬楼梯、爬山等。减轻体重不但可以改善关节功能，而且可减轻关节疼痛。

2. 运动治疗　　在医师的指导下选择正确的运动方式，制订个体化的运动方案，从而达到减轻疼痛，改善和维持关节功能，保持关节活动度，延缓疾病进程的目的。

（1）低强度有氧运动：采用正确合理的有氧运动方式可以改善关节功能，缓解疼痛。应依据患者发病部位及程度，在医生的指导下选择。

（2）关节周围肌肉力量训练：加强关节周围肌肉力量，既可改善关节稳定性，又可促进局部血液循环，但应注重关节活动度及平衡（本体感觉）的锻炼。由医师依据患者自身情况及病变程度指导并制订个体化的训练方案。常用方法：①股四头肌等长收缩训练；②直腿抬高加强股四头肌训练；③臀部肌肉训练；④静蹲训练；⑤抗阻力训练。

（3）关节功能训练：主要指膝关节在非负重位的屈伸活动，以保持关节最大活动度。常用方法包括：①关节被动活动；②牵拉；③关节助力运动和主动运动。

3. 物理治疗　　主要是通过促进局部血液循环、减轻炎症反应，达到减轻关节疼痛、提高患者满意度的目的。常用方法包括水疗、冷疗、热疗、经皮神经电刺激、按摩、针灸等。不同治疗方法适用人群不同，但目前经皮神经电刺激、针灸的使用尚存一定争议，临床医师应根据患者的具体情况选择合适的治疗方法。

4. 行动辅助　　通过减少受累关节负重来减轻疼痛和提高患者满意度，但不同患者的临床收益存在一定差异。患者必要时应在医师指导下选择合适的行动辅助器械，如手杖、拐杖、助行器、关节支具等，也可选择平底、厚实、柔软、宽松的鞋具辅助行走。但对改变负重力线的辅助工具，如外侧楔形鞋垫尚存在争议，应谨慎选用。

（二）药物治疗

应根据 KOA 患者病变的部位及病变程度，内外结合，进行个体化、阶梯化的药物治疗。

1. 非甾体抗炎药（nonsteroidal anti-inflammatory drug，NSAID） 是 KOA 患者缓解疼痛、改善关节功能最常用的药物，包括局部外用药物和全身应用药物。

（1）局部外用药物：在使用口服药物前，建议先选择局部外用药物，尤其是老年人，可使用各种 NSAID 类药物的凝胶贴膏、乳胶剂、膏剂、贴剂等，如氟比洛芬凝胶贴膏。局部外用药物可迅速、有效缓解关节的轻、中度疼痛，其胃肠道不良反应轻微，但需注意局部皮肤不良反应的发生。对中、重度疼痛可联合使用局部外用药物与口服 NSAID。

（2）全身应用药物：根据给药途径可分为口服药物、针剂及栓剂，最为常用是口服药物。用药原则：①用药前进行危险因素评估，关注潜在内科疾病风险；②根据患者个体情况，剂量个体化；③尽量使用最低有效剂量，避免过量用药及同类药物重复或叠加使用；④用药 3 个月后，根据病情选择相应的实验室检查。

2. 镇痛药物　对 NSAID 治疗无效或不耐受者，可使用非 NSAID、阿片类镇痛药、对乙酰氨基酚与阿片类药物的复方制剂。但需强调的是，阿片类药物的不良反应和成瘾性发生率相对较高，建议谨慎采用。

3. 关节腔注射药物　可有效缓解疼痛，改善关节功能。但该方法是侵入性治疗，可能会增加感染的风险，必须严格无菌操作及规范操作。

（1）糖皮质激素：起效迅速，短期缓解疼痛效果显著，但反复多次应用激素会对关节软骨产生不良影响，建议每年应用最多不超过 3 次，注射间隔时间不应短于 3 个月。

（2）玻璃酸钠：可改善关节功能，缓解疼痛，安全性较高，可减少镇痛药物用量，对早、中期 KOA 患者效果更为明显。但其在软骨保护和延缓疾病进程中的作用尚存争议，建议根据患者个体情况应用。

（3）医用几丁糖：可以促进软骨细胞外基质的合成，降低炎症反应，调节软骨细胞代谢。医用几丁糖具有黏弹性，缓吸收性，可作为关节液的补充成分，减缓关节炎进展，减轻关节疼痛，改善功能，适用于早期及中期 KOA 患者，每个疗程注射 2～3 次，每年 1～2 个疗程。

（4）生长因子和富血小板血浆：可改善局部炎症反应，并可参与关节内组织修复及再生；但目前对于其作用机制及长期疗效尚需进一步研究。临床上对有症状的 KOA 患者可选择性使用。

4. 缓解 KOA 症状的慢作用药物（symptomatic slow acting drugs for osteoarthritis，SYSADOA）　包括双醋瑞因、氨基葡萄糖等。有研究认为这些药物有缓解疼痛症状、改善关节功能、延缓病程进展的作用，但也有研究认为其并不能延缓疾病进展。目前，该类药物对 KOA 的临床疗效尚存争议，对有症状的 KOA 患者可选择性使用。

5. 抗焦虑药物　可应用于长期持续疼痛的 KOA 患者，尤其是对 NSAID 不敏感的患者，可在短期内达到缓解疼痛、改善关节功能的目的。但应用时需注意药物不良反应，包括口干、胃肠道反应等。目前，尚需进一步的远期随访研究证明其在 KOA 治疗中的作用，建议在专科医生指导下使用。

6. 中成药　包括含有人工虎骨粉、金铁锁等有效成分的口服中成药及外用膏药。目前，有研究表明中药可通过多种途径减轻疼痛、延缓 KOA 的疾病进程、改善关节功能，但对于其作用机制和长期疗效尚需高级别的研究证据。

（三）手术治疗

KOA 的外科手术治疗包括关节软骨修复术、关节镜下清理手术、截骨术、关节融合术及人工关节置换术，适用于非手术治疗无效、影响正常生活的患者。手术的目的是减轻或消除患者疼痛症状、改善关节功能和矫正畸形。

五、余子贞经验

对于肌肉消瘦，步履艰难，夜痛更甚，久医不能止痛，须用内外兼治，内服舒筋活络丸，外敷七号舒筋活络药散和金沸草药散 1/3，调匀敷贴，每日一换，贴至筋络舒畅，举动无痛。久伤脚膝，不能履步，日夜疼痛，股胫消瘦，其形如竹，脚膝肿大，状如鹤膝，需先用四号跌打久伤药散敷贴，贴至关节舒畅，骨骺能移动，再用七号舒筋活络药散敷贴，贴至筋松痛止，如有积水肿胀，则用九十八号跌打风湿药膏敷贴，贴至肿消水去为度，内服脚膝消水退肿药丸。

六、编者后语

对于膝骨关节炎这类劳损性疾病，中医在治疗上通常是通过补肝肾、强筋骨达到治疗目的，而补肝肾的前提是补气血，想要气血得以充盈，又有赖后天脾土的运化，这时候温脾阳就显得尤为重要。对于"湿"，分为内湿和外湿，来源不同则治疗不同。内生痰湿，责之脾胃，治疗上通过温补脾阳，燥湿化痰，合以利水渗湿。外感湿邪，自下而入，此时需辛温发散，让湿邪由表而走。正所谓"正气存内，邪不可干"，故而在预防上，我们要"虚邪贼风避之有时"，治疗上也需兼顾补虚。但无论是中医治疗，还是西医治疗都应该遵守阶梯治疗原则，合理选择治疗方法。

第四节 腰 椎 病

一、概述

腰椎病是一个模糊的概念，是很多种腰椎疾病的总称。腰椎病通常是指腰椎的退变性疾病（lumbar degenerative disc disease，LDDD），在临床上表现为以腰痛、腰部活动受限和腰腿痛为主要症状。LDDD通常有提前退变的证据，同时伴有临床症状，影像学范围包括椎间隙狭窄、增生、椎间盘的膨出或突出、MRI T_2 加权低信号、终板改变及关节突关节的变化。医学上所讲的腰椎病，包括腰部软组织劳损、腰部肌筋膜炎、腰椎退行性骨关节病、腰椎间盘突出症、腰椎管狭窄症、腰椎节段不稳和退变性脊柱侧弯等疾病。

二、解剖与应用

椎间盘为相邻椎体间的纤维连接，由中央部软的髓核和包裹其外的纤维环构成，是人体中最大的无血液供应的组织。

195

（一）纤维环

由多层同心圆形胶原纤维和蛋白多糖组成，蛋白多糖凝胶将各层胶原纤维紧密连接在一起，防止纤维环的扭曲。外层纤维环主要由粗大的胶原纤维构成，并附着于邻近椎体的外缘，外层纤维的各层之间几乎没有细胞和基质成分，糖胺聚糖的成分也较低。内层纤维完全包裹髓核，并与软骨终板结构相连接。纤维环每层间相互平行，在椎体间斜行排列，两相邻层排列方向相反，这种层叠排列是构成椎间盘生物力学和功能的基础，允许一定的角运动，又通过限制剪切和扭曲应力提供节段间的稳定。纤维排列方向与水平方向的夹角为 40°～70°。椎间盘后部的排列方式较其他部位平行，此处纤维环更薄，腰椎前侧和外侧纤维环的厚度是后部的 2 倍。因此，纤维环的后部是薄弱区，容易发生退行性改变和损伤。

（二）髓核

髓核为半流体胶冻状物质，占椎间盘的 40%～60%，髓核的上部和下部，纤维束与软骨终板平行。在纤维环和髓核的连接处，少量的纤维束向内深入髓核的中心。髓核中心也存在少量垂直排列的纤维。作为流体，可在应力下产生形变，并起到传导和分散应力的作用。

（三）终板

终板连接椎体与椎间盘的软骨，在组织学上，一般认为是椎间盘的一部分。软骨终板在邻近椎间盘界面为纤维软骨，内层纤维环紧密附着，而邻近椎体一侧为透明软骨。终板有两个重要的功能：第一，营养椎间盘，软骨终板形成一个透明的屏障，水分和营养物质通过这个屏障在髓核和椎体的骨松质之间进行交换；第二，发挥屏障作用，防止髓核进入椎体。

三、临床表现

腰椎病是腰痛类疾病的总称，所涵盖的范围广，随着现代医学的发展，对腰椎病有更深入的研究，无论诊断还是治疗措施都越来越细致而具体，想要对腰椎病做出正确的诊断、选择合理的治疗措施，必须对腰椎病的病理生理学、解剖学等有个全面的了解。根据其症状、

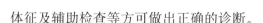

体征及辅助检查等方可做出正确的诊断。

（一）症状

1. *腰背痛*　是早期症状，也是最常见的症状。疼痛主要在下腰部和腰骶部，有的可影响到臀部。疼痛的性质多为钝痛、酸痛或隐痛，活动时疼痛加重；绝大多数患者具有椎管内疼痛的特点，即咳嗽、打喷嚏或用力大便等腹压增加时疼痛明显加重。久坐、久立时椎间盘内压增加，也可使症状加剧。患者站立时着力于健侧，卧床休息后疼痛减轻。严重者卧床不起，常伴有下肢放射痛。

2. *坐骨神经痛*　表现为由下腰部向臀部、大腿至小腿、直到外踝、足跟、足背或足底的放射性下肢疼痛，常伴麻木感。高位椎间盘突出症以 $L_3 \sim L_4$ 常见，表现为股神经痛症状。

3. *间歇性跛行*　间歇性跛行的患者，多为急性发作、病情较重者。临床表现为随站立或行走时间延长或步行距离的增加，患者腰背部和腿部疼痛加重，伴有下肢麻木、疼痛，举步无力，但停步、弯腰休息或取下蹲位或坐位后，症状可减轻或消失；然后仍能继续行走，但上述症状即再次出现，如此反复，步行距离越短，说明病情越重。

4. *马尾综合征*　主要是马尾神经受到突出椎间盘压迫或牵张应力的损伤，出现直肠、膀胱功能障碍，马鞍区及下肢感觉、运动功能减退或丧失。巨大的腰椎间盘突出症等腰椎病可出现马尾综合征。

（二）体征

1. *腰椎形态、功能的检查*　观察有无脊椎侧弯畸形，腰椎的前凸是否消失或增加，背正中沟是否有加深，骨盆有无倾斜，双下肢是否均衡，步态有无异常，腰背部有无异常隆起，有无软组织肿胀和包块，有无肌肉紧张等。腰椎的功能检查主要检查腰椎的活动有无受限，动作是否自如，坐起动作时有无痛苦表情，活动范围是否正常。

2. *腰痛的检查*　腰椎两旁肌肉有压痛时，常为急性腰背肌劳损所致。一般来讲，浅压痛多表明病变的部位在浅层结构，深压痛或叩击痛表明病损在脊柱的深层结构。对慢性腰痛患者，腰椎的正中棘突的深压痛表示腰痛可能是盘源性的，棘突旁压痛表明腰痛可能是小关节源性的。棘突旁压痛并引起一侧下肢的坐骨神经放射痛对腰椎间盘突出的定位有意义。

3.神经损害的检查　检查有无神经受压的表现及相关的神经损害的症状和体征，神经牵拉试验是否阳性，如直腿抬高试验、股神经牵拉试验、屈颈试验等。有无感觉、运动、反射的异常，有无马鞍区的感觉异常及括约肌的功能异常，有无肌肉的萎缩等。

（三）辅助检查

腰椎病诊断常用的辅助检查方法有 X 线、CT、MRI、肌电图、造影等。X 线检查简便、价廉，能反映骨质增生、椎间隙狭窄、脊柱侧弯等情况，也能排除脊柱的其他病变。CT 能直接观察椎间盘突出的部位、方向、程度和椎管结构的改变。而 MRI 检查能够做三维立体扫描，能直接观察脊髓、蛛网膜下隙、椎体和椎间盘等脊柱的正常解剖结构，对于椎间盘病变可直接观察其变性信号的改变程度，椎间盘突出的部位、方向、形状、大小，以及突出髓核与突出节段之间的关系（图 10-4 和图 10-5）。

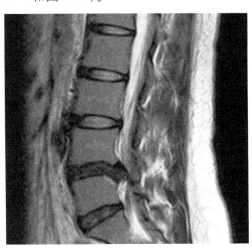

图 10-4　$L_4 \sim L_5$ 椎间盘突出

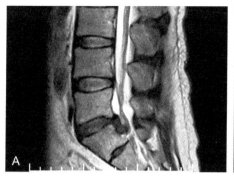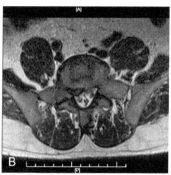

图 10-5 L₅～S₁椎间盘脱出

A. 矢状位；B. 横切面

四、腰椎病的分期

Kirkaldy-Willis 认为获得性的椎间盘退变性疾病可导致脊柱稳定性的进行性丢失，根据脊柱的稳定性丢失情况可将腰椎退变性疾病分为 0 期、Ⅰ期、Ⅱ期、Ⅲ期四期。

0 期：轻微的功能障碍。由于椎间盘的黏弹性丢失，弹性畸形的初始阶段仅在组织学检查时可见病损，仅表现为腰椎的急性固定。

Ⅰ期：轻度的功能障碍。弹性畸形的中期阶段，伴有单纯的稳定性的丢失，表现为下腰痛和短暂后关节交锁，这种交锁可出现在一个节段或多个节段，并可出现牵涉痛。

Ⅱ期：主要功能障碍。①弹性畸形的进展阶段：有动态的、进行性的稳定性丢失，影像学和临床上有动态的椎管狭窄表现。没有解剖的异常，由于椎管的容积的变化可导致腰椎和坐骨神经临床症状。②动态 - 静止椎管狭窄阶段：椎间盘突出、小关节骨关节炎或腰椎后移导致神经根管的容积改变，引起马尾神经症状。③静态的椎管狭窄阶段：由于椎间盘水分进一步丢失，椎间盘的弹性畸形发展，导致永久性的侧隐窝的狭窄，稳定性丢失加快，出现骨质增生、异常的节段运动。

Ⅲ期：最大的功能障碍。本期是腰椎退变的最后阶段。椎体相互楔住在一起是其结构特征，脊柱再稳定，或有明显的退变性滑脱和旋转脱位引起成人退变性脊柱侧弯。

五、治疗

腰椎病的治疗可分为非手术治疗和手术治疗。绝大多数腰椎病可经非手术治疗痊愈，仅 10% ～ 20% 可能需要接受手术治疗。

（一）非手术治疗

非手术治疗的主要措施有活动、功能锻炼、药物、中医药治疗、生活方式改变、注射治疗等。

1. 活动　中医学认为：静则利于治，动则利于变。腰椎病急性发作时，并不主张活动，以免加重病情，不利于康复。但有证据表明，活动能改善腰椎病患者的整体幸福感，降低长期致残的风险。所以，腰痛缓解后，要鼓励腰痛患者进行轻微的活动，事实上，适当的活动有利于增加腰椎的稳定，害怕活动反而会导致慢性腰痛的恶性循环。

2. 功能锻炼　物理治疗中特别强调自身的运动，无论是儿童还是成人，主动活动的功效远大于被动活动。常规的物理运动有有氧运动（行走、骑车）、水池运动（游泳）、定向特异性运动（特定方向）、柔性训练、本体感觉训练（稳定球）、稳定性训练（下肢负重目标腹肌、骨盆、脊柱肌肉的训练）、力量训练（参照美国健康和服务部物理运动指南进行）。

3. 药物治疗　常用药物有非甾体抗炎镇痛药、骨骼肌肉松弛剂、抗抑郁药、曲马多、糖皮质激素、阿片类药物等。

4. 中医药治疗　是腰椎病的重要治疗措施，中医治疗腰椎间盘突出症有一定优势。遵循中医"整体观念，辨证论治""急则治其标，缓则治其本"的原则，采用中药内服外用治疗，在缓解症状、改善患者的生活质量方面，取得了良好的效果。常用中医药治疗方法有针灸、手法治疗、中药外敷、中药内服等方法。

5. 生活方式改变　宣教患者使用正确的生活方式。平时保持正确姿势，不要做过分扭曲或弯曲的动作。如看书的时候，把书放在桌子上，避免腰部过曲。拖地时，两足分开，前后站立慢慢移动，将重心从一只足换到另一只足，保持膝盖适度的弯曲，腰部不要过分弯曲。咳嗽和打喷嚏时，用手撑着背部或扶住大腿，保护脊柱，避免过分弯腰等造成腰部肌肉的损伤。

6.注射治疗　是缓解急性腰部疼痛的有效方法，局部注射利多卡因注射液等能让腰部局部疼痛能得到及时缓解，神经阻滞、椎间盘造影等注射治疗也是疾病鉴别诊断重要手段。

（二）手术治疗

适应证：腰椎退变性疾病有明显的功能障碍者、疼痛超过 6 个月、非手术治疗失败者可考虑手术治疗，否则都不应考虑手术治疗。

手术方式很多，主要有以下几类。

（1）保留节段运动手术：椎间盘切除术、椎板切除手术、半椎板切除、黄韧带切除减压手术及椎间盘内技术等。

（2）限制性保留节段运动的手术（非融合固定治疗方式）。

（3）重建节段运动功能的手术（髓核置换、全椎间盘置换手术）。

（4）减压与固定融合手术。

六、余子贞经验

《难经》中亦有五损，《难经·十四难》云："一损损于皮毛，皮聚而毛落；二损损于血脉，血脉虚少，不能荣于五脏六腑；三损损于肌肉，肌肉消瘦，饮食不能为肌肤；四损损于筋，筋缓不能自收持；五损损于骨，骨痿不能起于床。从上下者，骨痿不能起于床者死，从下上者，皮聚而毛落者死。治损之法奈何？损其肺者益其气；损其心者调其营卫；损其脾者调其饮食，适其寒温；损其肝者缓其中；损其肾者益其精。此治损之法也。"余子贞先生认为腰椎病发作可由外而内，或由内而外发病，发病不同，辨证也不相同。治疗腰椎注重补益气血、温脾补肾。通常采用内服、外治结合多种方法治疗，外治方法有针灸、中药外敷、手法治疗等。内服药常用金匮肾气丸、左归丸加减。

七、编者后语

腰椎病的治疗一直以来是一个令人烦恼的问题。尽管我们对腰椎病病理生理有更进一步的了解，为我们的治疗选择提供了有益的帮助，但如何选择最合理的治疗措施仍然是一个具有挑战性的问题。遗憾的是目前尚无统一的、确定的治疗规划。

Kirkaldy-Willis 认为获得性椎间盘退变性疾病可导致脊柱稳定性进行性丢失，根据脊柱稳定性丢失的情况可将腰椎退变性疾病分为四期，并提出相应的治疗建议。而这一分期方法对腰椎病的治疗有一定的指导意义。

0 期：通过养成健康使用脊柱的良好习惯，防止组织基本结构向坏的方向发展。如日常活动，保持肌肉的稳定能力。

Ⅰ期：① 48 ～ 72 小时的非手术治疗，如使用镇痛药、肌肉松弛剂、NSAID。②在疼痛可以忍受的范围内，使用正脊手法，推拿、轻柔理疗。③注射治疗。④腰椎 - 骨盆稳定的康复治疗。加强控制腰椎和骨盆稳定的腹部、腰部和骨盆部位肌肉锻炼。

Ⅱ期：功能障碍期。① 正规的非手术治疗：药物（镇痛药、肌肉松弛剂、NSAID），腰围固定以维持脊柱 - 骨盆 - 股骨复合体再平衡。②外科治疗：只有非手术治疗无效的情况下才考虑手术治疗。

动态椎管狭窄阶段：如果没有旋转畸形、小关节炎，而且椎管狭窄畸形可复，椎间盘后缘高度大于 5mm，在 MRI 图像上纤维环仅表现为轻微改变，可建议行髓核置换手术。椎管的容积发生变化，但没有解剖异常，如果稳定丢失可复，而且有小关节骨关节炎改变，可建议行后路或后外侧入路的动态固定手术。

静态的椎管狭窄（神经根管狭窄）阶段：由于椎间盘突出、后伸时椎体后移、小关节骨关节炎、神经根管的容积发生改变，建议行康复和轻柔的牵引等非手术治疗。如果治疗失败，只有对没有旋转移位和小关节骨关节炎的患者，才可以考虑行全椎间盘置换手术。否则，只有融合是合适的治疗措施，特别是 2 个独立的节段受累，或合并采用神经减压和椎间盘的特殊手术。在此期间，任何改变脊柱 - 骨盆 - 股骨复合体动态或静态平衡的手术都应该随后进行再平衡治疗。

Ⅲ期：最大功能障碍期。首先应该非手术治疗，确保不干扰其自发性的再稳定状态，避免因不必要的治疗而增加腰椎的病态。非手术治疗主要是通过刺激抗重力肌肉，以及调节腰椎 - 骨盆平衡的肌肉，从而达到纠正动态或静态的不平衡的目的。对高风险的患者可使用腰

围固定。只有正规的非手术治疗失败后，才考虑手术治疗。手术的主
要目的是解除神经根压迫，可能还需要同时进行融合或融合替代手术。

参 考 文 献

[1] 樊天佑. 腰椎病中西医结合治疗. 北京：科学出版社, 2017.

[2] 詹红生. 中医骨伤科学. 北京：人民卫生出版社, 2015.

[3] Azar F M, Beaty J H, Canale S T, et al. 坎贝尔骨科手术学. 唐佩福, 王岩, 卢世璧, 译. 13 版. 北京：北京大学医学出版社, 2018.

[4] 张俐, 黄桂成, 尹志伟. 中医骨伤科学. 北京：中国中医药出版社, 2016.

[5] 严广斌. 冻结肩. 中华关节外科杂志, 2017, 11(3): 342.

[6] 王艳华. 凝肩：ISAKOS 上肢委员会专家共识. 中华肩肘外科电子杂志, 2017, 5(1): 61-65.

[7] 方汉军, 林新晓, 陈思, 等. 肩周炎的中医治疗进展. 现代中医临床, 2017, 24(01): 41-44.

[8] 余巧敏, 毛沫波, 李丽莎, 等. 关节镜下肩关节上关节囊重建术围术期护理及术后功能康复锻炼. 浙江临床医学, 2019, 21(5): 705-706.

[9] 刘安龙. MRI 诊断肩袖损伤的价值探析. 医学理论与实践, 2018, 31(18): 2795-2797.

[10] Bijlsma JW, Berenbaum F, Lafeber FP. Osteoarthritis: an update with relevance for clinicalpractice. Lancet, 2011, 377(9783): 2115-2126.

[11] Silverwood V, Blagojevic—Bueknall M, Jinks C, et al. Current evidence on risk factors for knee osteoarthritis in older adults: a systematic review and meta—analysis. Osteoarthritis Cartilage, 2015, 23(4): 507-515.

[12] Leung GJ, Rainsford KD, Kean WF. Osteoarthritis of the hand I: aetiology and pathogenesis, risk factors, investigation and diagnosis. J PharmPharmacol, 2014, 66(3): 339-346.

[13] Pfieto—Alhambra D, Judge A, Javaid MK, et al. Incidence and riskfactors for clinically diagnosed knee, hip and band osteoarthritis: influences of age, gender and osteoarthrifis affecting other joints. Ann Rheum Dis, 2014, 73(9): 1659-1664.

[14] 张俐, 黄桂成, 尹志伟. 中医骨伤科学. 北京：中国中医药出版社, 2016.

[15] 王坤正. 骨关节炎诊疗指南 (2018 年版). 中华骨科杂志, 2018, 38(12): 705-715.